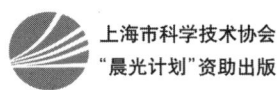

揭秘男性前列腺疾病

主　编　孙颖浩　崔心刚　王林辉　徐丹枫

上海科学普及出版社

图书在版编目(CIP)数据

揭秘男性前列腺疾病/孙颖浩,崔心刚,王林辉,徐丹枫主编.--上海:上海科学普及出版社,2016.4
 ISBN 978-7-5427-6609-0

Ⅰ.①揭… Ⅱ.①孙… ②崔… ③王… ④徐… Ⅲ.①前列腺疾病-防治 Ⅳ.①R697

中国版本图书馆 CIP 数据核字(2016)第 037247 号

责任编辑　林晓峰
插　　图　马建国

揭秘男性前列腺疾病

孙颖浩　崔心刚　王林辉　徐丹枫　主编
上海科学普及出版社出版发行
(上海中山北路 832 号　邮政编码 200070)
http://www.pspsh.com

各地新华书店经销　上海叶大印务发展有限公司印刷
开本 787×1092　1/16　印张 13.25　字数 260 000 字
2016 年 4 月第 1 版　2016 年 4 月第 1 次印刷

ISBN 978-7-5427-6609-0　定价:28.00 元
本书如有缺页、错装或坏损等严重质量问题
请向出版社联系调换

上海科技发展基金会(www.sstdf.org)的宗旨是促进科学技术的繁荣和发展,促进科学技术的普及和推广,促进科技人才的成长和提高,为推动科技进步,提高广大人民群众的科学文化水平作贡献。本书受"上海科技发展基金会"资助出版。

"上海市科协资助青年科技人才出版科技著作晨光计划"出版说明

"上海市科协资助青年科技人才出版科技著作晨光计划"(以下简称"晨光计划")由上海市科协、上海科技发展基金会联合主办,上海科学普及出版社有限责任公司协办。"晨光计划"旨在支持和鼓励上海青年科技人才著书立说,加快科学技术研究和传播,促进青年科技人才成长,切实推动建设具有全球影响力的科技创新中心。"晨光计划"专门资助上海青年科技人才出版自然科学领域的优秀首部原创性学术或科普著作,原则上每年资助10人,每人资助一种著作1500册的出版费用(每人资助额不超过10万元)。申请人经市科协所属学会、协会、研究会,区县科协,园区科协等基层科协,高等院校、科研院所、企业等有关单位推荐,或经本人所在单位同意后直接向上海市科协提出资助申请,申请资料可在上海市科协网站(www.sast.gov.cn)"通知通告"栏下载。

编委名单

主　编　孙颖浩　崔心刚　王林辉　徐丹枫
副主编　潘秀武　黄　海　李　霖
编　委　黄　毅　杨启维　曲发军　干思舜
　　　　　叶剑青　刘　溪　吕建敏

前 言

近年来，男性慢性前列腺炎、前列腺增生症、前列腺癌等男性前列腺疾病的发病率呈逐年上升的趋势，已逐渐成为影响广大男性身心健康的主要疾病之一。前列腺疾病不仅影响男性的身体健康、生活质量，久而久之还可能导致男性缺乏自信、抑郁、焦虑等精神心理障碍，最后影响夫妻、家庭关系的和谐，甚至演变成严重的社会问题。

目前，人们对于男性前列腺健康的关注度还不高，防病祛病的意识还比较薄弱，缺乏对疾病发生、发展、早期诊断、治疗等知识的系统了解，提高公众特别是广大男性对前列腺疾病的认识刻不容缓。《揭秘男性前列腺疾病》是上海长征医院泌尿外科医师们的一部力作。全书分为基础篇、前列腺增生症篇、前列腺炎篇、前列腺癌篇共四个章节，通过通俗易懂的语言和幽默风趣的漫画，全面解析各种前列腺疾病的预防、发生、发展、诊断、治疗、预后，将深奥的医学知识以通俗易懂的方式呈现给广大读者。这是一部融科学性、实用性、趣味性于一体的科普读物，希望借此机会增强读者对男性前列腺健康的关注，进而防患于未然。

我们本着对读者负责和精益求精的精神，力求为读者介绍正确明了的前列腺疾病的医学常识，但是由于编者水平的限制，难免有不当和遗漏之处，敬请读者批评指正。

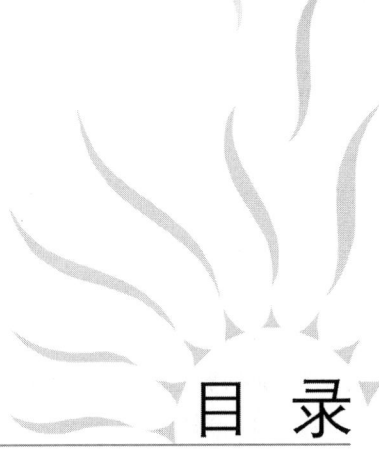

目 录

◆ 基础篇

前列腺在身体中的位置 …………………………… 2
女性也有"前列腺" ………………………………… 4
前列腺的功能 ……………………………………… 5
说说前列腺液 ……………………………………… 7
前列腺液的生理功能 ……………………………… 9
前列腺液就是精液吗 ……………………………… 10
有哪些针对前列腺的检查 ………………………… 11

◆ 前列腺增生症篇

什么是前列腺增生症 ……………………………… 14
前列腺增生与前列腺肥大是一回事吗 …………… 16
前列腺增生症产生的原因 ………………………… 18
前列腺增生与性生活有关系吗 …………………… 20
前列腺增生症的早期信号 ………………………… 22
前列腺的大小跟病情有关吗 ……………………… 24
前列腺增生症的分类和分期 ……………………… 25
前列腺增生的检查项目有哪些 …………………… 27
前列腺增生症的诊断要点有哪些 ………………… 31
前列腺增生症引起的疾病 ………………………… 33
前列腺增生症与慢性前列腺炎的关系 …………… 35

前列腺增生症与前列腺癌有关系吗 …………………… 37
前列腺增生症的治疗方法 ………………………………… 39
前列腺增生症的"等待观察" …………………………… 41
前列腺增生症的治疗药物 ………………………………… 43
前列腺增生症的外科治疗 ………………………………… 46
经尿道前列腺电切手术的优势及相对禁忌证 ………… 50
前列腺增生症术后需要注意哪些 ………………………… 52
中医治疗前列腺增生症 …………………………………… 54
坐姿与前列腺增生症的关系 ……………………………… 56
预防前列腺增生症的方法 ………………………………… 57

◆ 前列腺炎篇

什么是前列腺炎 …………………………………………… 60
前列腺炎的早期"信号"是什么 ………………………… 62
前列腺炎的感染途径、诱发因素与性接触的关系 …… 64
急性前列腺炎的病理变化和临床表现 ………………… 65
如何判断前列腺炎的类型 ………………………………… 67
导致前列腺炎的原因 ……………………………………… 69
急性前列腺炎的病因 ……………………………………… 72
急性前列腺炎的治疗及预后 ……………………………… 74
中医对急性、慢性前列腺炎的认识 …………………… 76
前列腺脓肿的诊断、治疗及预后 ………………………… 78
慢性前列腺炎的发病因素 ………………………………… 80
慢性无菌性前列腺炎的发病过程与病原体感染的关系 …… 82
焦虑、压抑、多疑可导致慢性前列腺炎 ………………… 83
久坐与慢性前列腺炎的关系 ……………………………… 85
为什么慢性前列腺炎迁延难愈 …………………………… 87
慢性前列腺炎症状积分指数(NIH－CPSI) …………… 88
慢性前列腺炎的症状、诊断标准及与前列腺结石的关系 …… 92
诊断前列腺炎需做哪些检查 ……………………………… 95

慢性前列腺炎需要综合治疗 …………………………… 98
按摩和热疗可缩短前列腺炎病程 …………………… 100
前列腺药物注射疗法的优、缺点 …………………… 101
前列腺炎的药物治疗 ………………………………… 103
针灸治疗可缓解慢性前列腺炎症状 ………………… 106
生命不能承受之痛——前列腺痛 …………………… 107
慢性前列腺炎患者性生活注意事项 ………………… 109
慢性前列腺炎与前列腺增生症及前列腺癌的关系 … 110
前列腺炎会引起性功能障碍吗 ……………………… 112
前列腺炎会导致不育吗 ……………………………… 114
慢性前列腺炎的预防、治疗目标及预后 …………… 116

◆ 前列腺癌篇

什么是前列腺癌 ……………………………………… 120
前列腺癌的发病情况 ………………………………… 121
前列腺癌的病因 ……………………………………… 123
前列腺癌分哪几种 …………………………………… 128
前列腺癌的分期 ……………………………………… 130
前列腺癌与前列腺疾病的关系 ……………………… 133
前列腺增生症手术剜除后为什么还会发生前列腺癌 … 135
出现这些症状,警惕患了前列腺癌 ………………… 137
前列腺癌的诊断方法有哪些 ………………………… 141
如何早期发现前列腺癌 ……………………………… 145
真真假假的"前列腺癌" ……………………………… 147
直肠指诊检查前列腺的必要性 ……………………… 150
PSA 检查的准确性和意义 …………………………… 153
前列腺癌诊断"金标准"——前列腺穿刺活检 …… 158
解读前列腺癌的 Gleason 评分 ……………………… 164
前列腺癌治疗方法有哪些 …………………………… 166
前列腺癌的手术治疗 ………………………………… 169

前列腺癌确诊后需立即手术吗 …………………………… *173*
前列腺根治术后PSA异常的原因 ……………………… *175*
什么是前列腺偶发癌 ……………………………………… *177*
近距离放射治疗 …………………………………………… *178*
晚期前列腺癌的治疗方法 ………………………………… *179*
前列腺癌的激素治疗 ……………………………………… *181*
前列腺癌幸存者生存指南 ………………………………… *185*
前列腺癌骨转移怎么办 …………………………………… *187*
前列腺癌的随访应注意的问题 …………………………… *189*
前列腺癌可防可治,勿需"谈癌色变" …………………… *191*
如何预防前列腺癌 ………………………………………… *194*

基礎篇

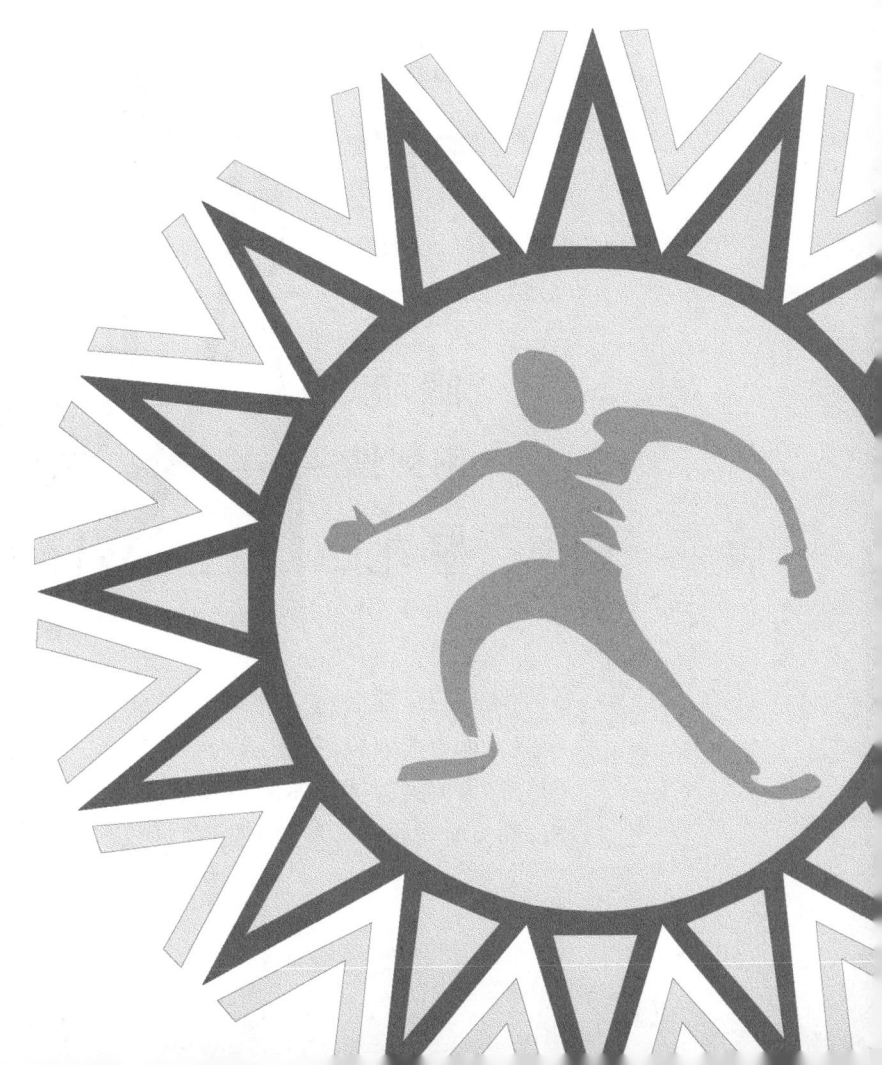

前列腺在身体中的位置

前列腺是男性特有的一个性腺器官。前列腺的前面紧贴耻骨联合,后临直肠,上有膀胱,下接阴茎,腺体中间有尿道穿行而过,扼守尿道上口。因此,前列腺出现异常时,往往会影响到排尿。

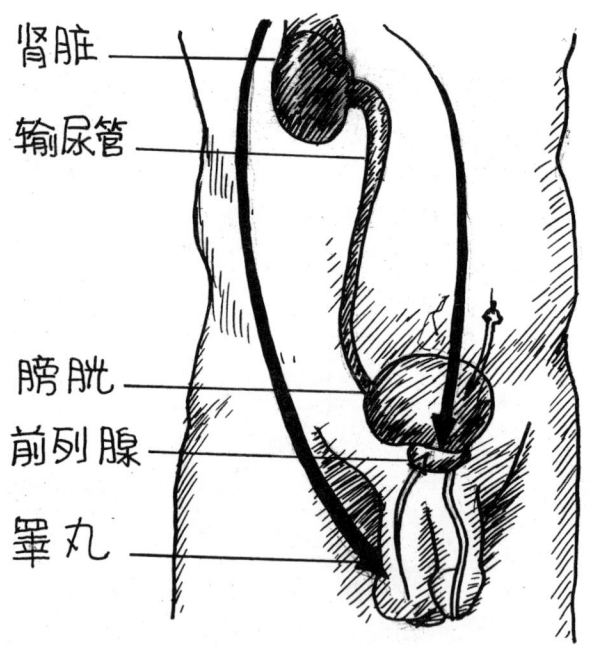

前列腺呈前后稍扁的栗子形,由腺组织和肌组织构成。上端宽大称为前列腺底;下端尖细称为前列腺尖。底与尖之间的部分称为前列腺体。体的后面较平坦,在正中线上有一纵行浅沟,称为前列腺沟。男性尿道穿过前列腺,称为尿道前列腺部。

另外，有一对射精管穿入前列腺，开口于尿道前列腺部后壁的精阜上。前列腺的排泄管开口于前列腺部的后壁。前列腺一般分为5个叶：前叶、中叶、后叶和两侧叶。40岁以后，中叶可变肥大，向上凸入膀胱，使膀胱明显隆起，压迫尿道引起排尿困难。

作为外分泌腺，前列腺每天可产生 0.5～2 ml 的前列腺液，是构成精液的重要组成部分；作为内分泌腺，其分泌的前列腺素可对人体的多个器官的功能产生调节作用。

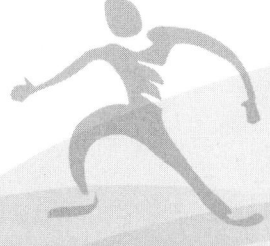

女性也有"前列腺"

有趣的是,前列腺不仅仅是男性的腺体器官,女性同样也有具有前列腺功能的腺体。这些腺体分布于女性尿道周围腺体,大多集中于女性尿道的后上方,约92%的妇女有这种组织,其中25%左右可能是真正的前列腺。它的功能是在女性性生活时分泌产生浆液性分泌物,女性"前列腺"在分泌这种液体时产生的快感和刺激男性前列腺所引起的快感是一致的。早在1672年,荷兰的解剖学家格拉夫提出了女性"前列腺"的概念。他认为女性前列腺样组织与男性前列腺相同或相似,也可以发生感染、增生、阻塞和尿道狭窄等病变。临床上的所谓女性前列腺病,就是指女性膀胱颈部因前列腺组织或前列腺样组织增生导致膀胱颈部梗阻所引起的,与男性前列腺增生相类似的疾病。所以,也称为女性"前列腺"梗阻,多见于中年以上,尤其是老年妇女。

前列腺的功能

作为男性特有的一个性腺器官，前列腺的功能可分为四大类。

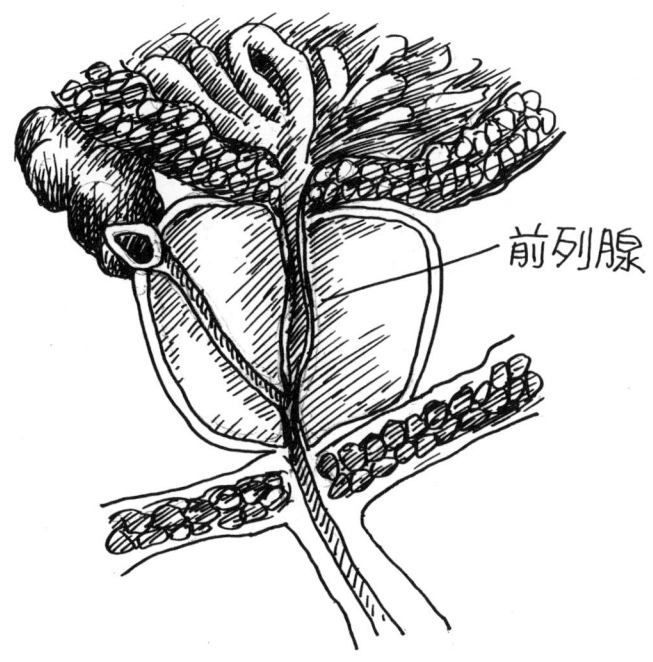

第一，具有外分泌功能。前列腺是男性最大的性腺，亦属人体外分泌腺之一。它可分泌前列腺液，是精液的重要组成成分，对维持精子正常的功能具有重要作用，对生育非常重要。前列腺液的分泌受雄激素的调控。

第二，具有内分泌功能。前列腺内含有丰富的5α-还原酶，可将睾酮转化为更有生理活性的双氢睾酮。双氢睾酮在良性前列腺增生症的发病过程中起着重要作用。

第三,具有控制排尿功能。前列腺包绕尿道,与膀胱颈贴近,构成了近端尿道壁,其环状平滑肌纤维围绕尿道前列腺部,参与构成尿道内括约肌。

第四,具有运输功能。前列腺实质内有尿道和两条射精管穿过,当射精时,前列腺和精囊腺的肌肉收缩,可将输精管和精囊腺中的内容物经射精管压入后尿道,进而排出体外。

说说前列腺液

如上文所说,前列腺的一个重要功能就是分泌前列腺液。正常的前列腺液为淡乳白色,有光泽,每日分泌量为 0.5~2 ml。前列腺液为精液的一部分,占精液的 15%~30%;其 pH 值在 6~7,偏酸性;有保护、增强精子活动及润滑尿道等作用。因此,在前列腺发生严重的炎症反应时,分泌的前列腺液可变得浓稠,颜色变黄或淡红色且浑浊,或含絮状物和黏丝。在必要时,医生需要通过特殊的检查手法来取得前列腺液,以便进一步诊断疾病。在显微镜下检查前列腺液可见以下几种成分:

(1) 卵磷脂小体。在前列腺液中分布均匀,呈圆球小体,折光性强,数目众多。正常前列腺液中卵磷脂小体几乎布满视野。当前列腺发生炎症时,巨噬细胞吞噬大量脂类,卵磷脂小体明显减少。因此,卵磷脂小体的多少一定程度上反映了前列腺炎的严重程度。伴随着病情的好转,卵磷脂小体的数目也会回升至正常数值。

(2) 血细胞(包括白细胞和红细胞)。正常情况下红细胞少见,在炎症时才出现,如按摩过重也可以引起红细胞增加,甚至出现出血现象。正常前列腺液内白细胞散在,每高倍视野不超过 10 个,且分散,不成堆成串。炎症时由于排泄管引流不畅,可见成堆脓细胞或白细胞,如在显微镜下观察每高倍视野中超过 10~15 个白细胞,即可诊断为细菌性前列腺炎。

(3) 蛋白质。前列腺液中蛋白质的含量很少,主要含有高浓度的锌离子、酸性磷酸酶、蛋白水解酶、纤维蛋白酶、精胺、脂族多肽、柠檬酸等。其中蛋白水解酶和纤维蛋白酶有促进精液液化的作用,而检测酸性磷酸酶和柠檬酸,可帮助判断前列腺功能及有无癌变。

（4）前列腺液中还可见到颗粒、结石或精子等,因在前列腺疾病诊断中无重大意义,故不一一作介绍。

前列腺液的生理功能

（1）促进受精卵的形成：前列腺液中含有蛋白分解酶和纤维蛋白分解酶，因此，可帮助精子穿过重重屏障——子宫颈内的黏液屏障和卵细胞的透明带，使得精子和卵细胞能够顺利结合。

（2）激发精子的活力：前列腺液中含有一种特殊的成分，能够使精子从精液中获取营养，激发精子的活力。

（3）促进精液的液化：前列腺液中的胰液凝乳蛋白酶可促进精液液化。

（4）提高精子的成活率：前列腺液略偏碱性，可中和女性阴道中的酸性分泌物，减少酸性物质对精子的侵蚀，提高精子的成活率。

（5）维持生殖泌尿系的卫生：前列腺位于膀胱的前方、直肠的下方，环绕着尿道，而且前列腺液中的锌离子具有杀菌的功效，使前列腺具有抵御外界病菌的作用，从而对维护生殖泌尿系统的健康有一定的帮助。

（6）提高性生活的质量：前列腺内布满大量的神经网和神经末梢，因此是一个性敏感部位，能够激发性冲动和性兴奋，从而有利于性生活的和谐。

前列腺液就是精液吗

前列腺液和精液是不同的，但两者关系密切。前列腺液是精液的组成部分，主要由前列腺分泌，而精液则包含了多种腺体的分泌物。精液是精子和精浆的混合物。精子是在睾丸曲细精管中产生的活细胞，数目很多。精浆则是由睾丸液、附睾液、输精管壶腹液、附性腺分泌液和尿道腺液等共同组成，其中包括前列腺液。前列腺液占精浆的20%～30%，但最多的是精囊腺分泌液，占精浆的60%～70%，其余成分仅占10%。精浆是输送精子必需的介质，同时还含有维持精子存活必需的物质，并能激发精子的活动力。精液中含有多种物质，如高浓度的有机物质、无机离子和各种酶。其中，许多与精液凝固或液化有关的酶，都来自前列腺液，如氨基肽酶、纤维蛋白溶解酶、精氨酸酯水解酶等。另外，柠檬酸全部由前列腺分泌而来，它的作用是维持精液渗透压和精子透明质酸酶的活性等。

有哪些针对前列腺的检查

1. 直肠指诊

前列腺呈饱满、增大、质地柔软、有轻度压痛。患病时间较长的,前列腺会变小、变硬、质地不均匀,有小硬结。同时应用前列腺按摩的方法获取前列腺液,做一个常规检查。

2. 前列腺液检查

前列腺液中白细胞在显微镜高倍视野中超过10个,卵磷脂小体减少,可诊断为前列腺炎。如果同时作细菌培养,可以对慢性前列腺炎作出明确诊断和分类。如前列腺炎液细菌培养结果为阳性,则诊断慢性细菌性前列腺炎;反之,则为慢性非细菌性前列腺炎。

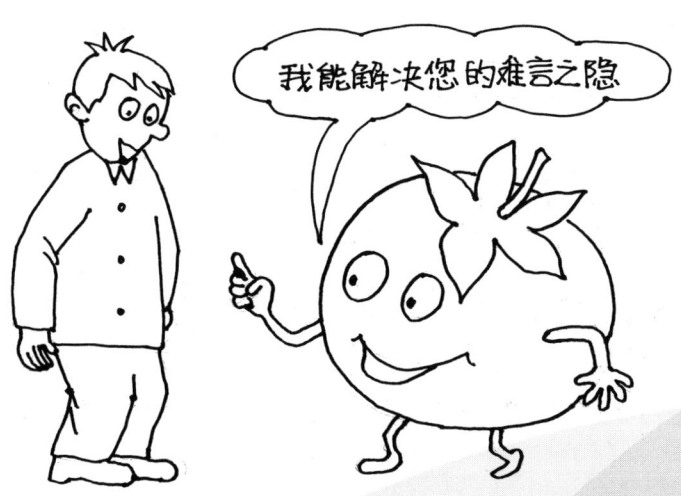

3. B超检查

显示前列腺组织结构界限不清楚、紊乱，可以提示前列腺炎。

4. 尿动力学检查

主要表现有尿流率下降，膀胱颈—尿道外括肌不完全松弛，最大尿道关闭压异常增高等。

5. 尿常规检查

当急性前列腺炎时仅可作指诊检查，切勿行前列腺按摩，以防炎症扩散。尿液检查可见脓细胞、红细胞，B超检查亦有助于诊断。分段尿液检查有助于诊断慢性前列腺炎。

前列腺增生症篇

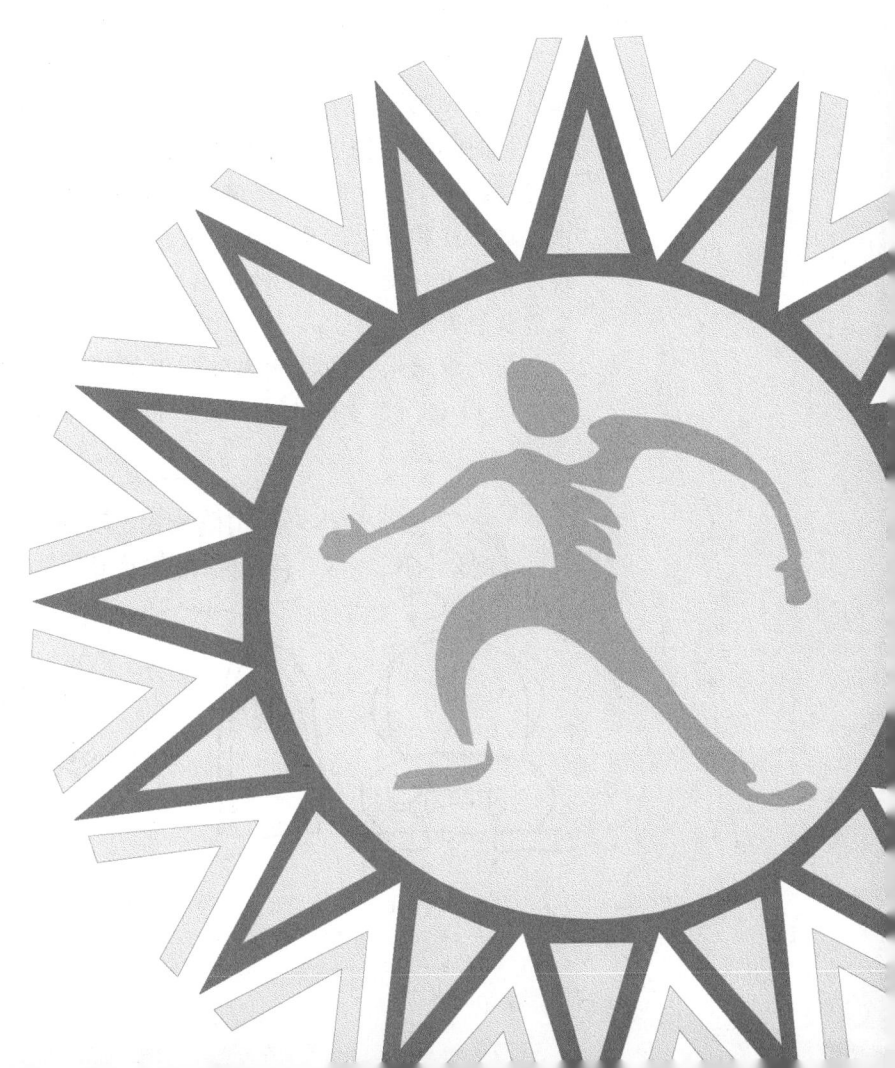

什么是前列腺增生症

前列腺增生症是老年男子常见疾病之一,为前列腺的一种良性病变,是中老年男性常见的疾病,50岁以上的男性约有一半会出现临床症状。其发病原因与人体内雄激素与雌激素的平衡失调有关。病变起源于后尿道黏膜下的中叶或侧叶的腺组织、结缔组织及平滑肌组织,形成混合性圆球状结节。以两侧叶和中叶增生为明显,突入膀胱或尿道内,压迫膀胱颈部或尿道,引起下尿路梗阻。增生的前列腺挤压尿道,导致一系列排尿障碍症状,如尿频、尿急、尿流细弱、尿不尽等。尿液从肾盂排出受阻,造成肾内压力升高、肾盏肾盂扩张、肾实质萎缩,称为肾积水。这些症状可以严重影响患者的生活质量,不及时治疗会导致许多严重并发症(如急性尿潴留、结石、肾功能不全等),甚至会危及患者的生命。

前列腺增生症的发病率随年龄的增长而增加,通常发生在40岁以后,到60岁时大于50%,80岁时高达83%。与组织学

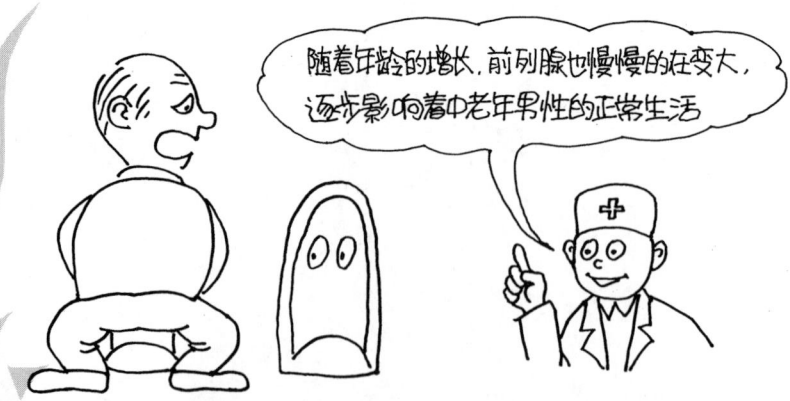

表现相对应,随着年龄的增长,排尿困难等症状也随之加重。大约有50%组织学诊断前列腺增生症的男性有中度到重度下尿路症状。有研究表明,似乎亚洲人较美洲人更易于产生中重度前列腺增生症相关症状。

前列腺分内外两层,内层为尿道周围的黏膜和黏膜下腺体,外层为前列腺体。后者构成前列腺的主体,两层之间有纤维膜隔开。前列腺增生主要发生在内层,在膀胱颈至精阜一段后尿道的腺体间质中,该部分被称为移行带。根据间质和腺样组织的比例不同,前列腺增生分为两型:结节大而软的纤维肌腺型及腺体小而硬的纤维肌型增生。后者是增生的组织向外压迫使外层的前列腺体逐渐成为一薄层纤维腺样的假包膜。增生的前列腺使膀胱颈发生梗阻,膀胱为克服颈部阻力而加强收缩使逼尿肌发生代偿性肥厚,呈小梁状突起。膀胱腔内压增高,膀胱黏膜可自肌束间薄弱处向外膨起,形成憩室。继续加重,尿液将不同程度地残留于膀胱,伴随残余尿的增多,膀胱壁逐渐变薄使输尿管下端斜行穿过膀胱壁肌层所形成的生理性活瓣作用失效。膀胱内尿液便逆流至输尿管和肾盂,引起两侧上尿路积水,肾盂内压增高,使肾实质缺血性萎缩,引起肾功能减退,最终发生尿毒症。

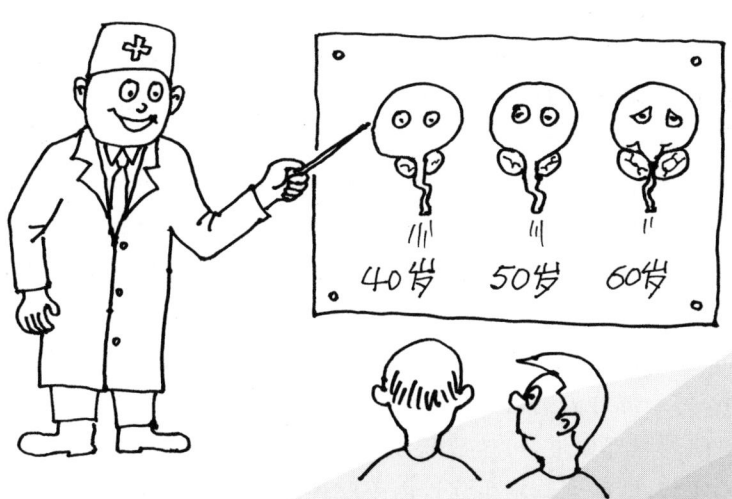

前列腺增生与前列腺肥大是一回事吗

前列腺增生，俗称前列腺肥大，很多人容易将两者混淆，其实前列腺增生和前列腺肥大不是一回事，前列腺增生是前列腺实质细胞的增多导致的前列腺增大；前列腺肥大是指前列腺腺体细胞的增大。大量研究表明，在前列腺增生患者体内，前列腺体积的增大主要是由于前列腺实质细胞的增多，从而导致尿路梗阻。所以"前列腺肥大"这一说法是不科学的。

不同人的前列腺大小是不一样的，有些人进行了检查之后发现数字上的差异就怀疑是自己得了前列腺增生，但是事实并非如此。实际上，许多疾病可以出现前列腺的增大，例如前列腺炎、前列腺囊肿、前列腺癌、前列腺结石等。仪器检查所表现的只是前列腺的影像和轮廓，并不能对具体的疾病给出明确的诊断。很多前列腺炎患者的前列腺有一定程度的增大，这与炎症时前列腺充血肿胀和炎症细胞浸润有密切关系，经过有效的药物抗炎、物理治疗及综合治疗后往往可以逐渐恢复前列腺的正常大小。

所谓增生是指由于实质细胞数量增多而造成的组织、器官的体积增大，是各种原因引起的细胞有丝分裂活动增强的结果。人的前列腺亦不例外，自出生后到青春期前，前列腺的发育、生长缓慢；青春期后，生长速度加快，至 24 岁左右发育至顶峰，30～45 岁其体积较恒定，以后一部分人趋向于萎缩，腺体体积变小，另一部分人则可趋向于增生，腺体体积逐渐增大，若明显压迫前列腺部尿道，可造成膀胱出口部梗阻而出现排尿困难的相关症状，即前列腺增生症。由于此种增生属良性病变，故其全称为良性前列腺增生症,旧称为前列腺肥大。前列腺增生症是老年男性的常见疾病,一般在 40 岁后开始发生增生的病理改变,50 岁后出现相关症状。

所以,前列腺肥大与前列腺增生不是一回事,尤其是对于青壮年男性的前列腺疾病,绝大多数是前列腺炎症性充血水肿所致,而不考虑前列腺增生。同时还要认识到,老年男性的前列腺肥大尽管属于增生的机会较高,但也可能是因为炎症造成的充血水肿所致,治疗并改善局部的炎症程度,可以在很大程度上缓解患者的尿路梗阻症状。当然了,对于老年男性的情况就可能比较复杂了,需要仔细鉴别。

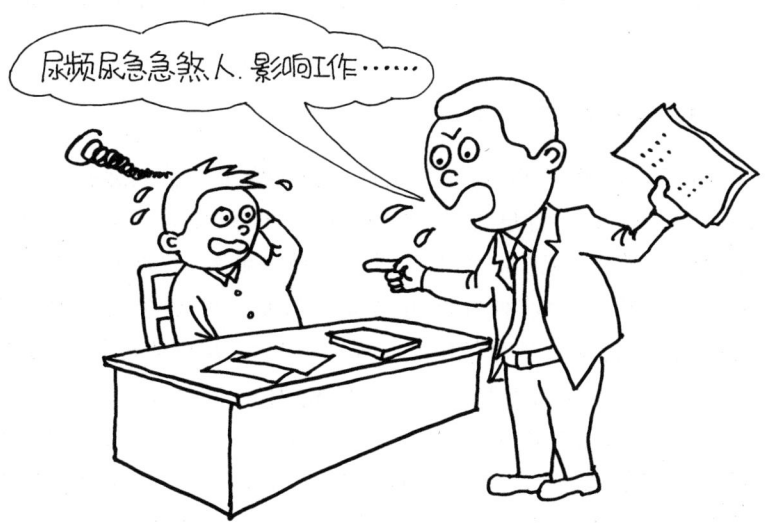

前列腺增生症产生的原因

目前,前列腺增生症的发病原因仍然不十分明了,公认的有年龄增长和睾丸功能下降两个重要因素。随着年龄增加,前列腺也随之增生,男性在45岁之后前列腺有不同程度的增生,多在50岁以后出现临床症状。目前,有以下几种受到世界泌尿外科专家广泛重视的假说。

1. 性激素的作用

1972年,Willson首先用放免法测得增生的前列腺腺体内的DHT(双氢睾酮)含量比正常腺体高2～3倍,在同一腺体内最先增生的尿道周围腺体DHT含量比其他区域高,并据此提出了双氢睾酮学说,认为前列腺增生的发生与双氢睾酮在腺体内的积聚有关,功能性睾丸的存在为前列腺增生发生的必要条件,其发病率随年龄增高而增高。睾酮进入前列腺细胞以后,并不能直接发挥作用,而是被微粒体中的5α-还原酶转化为5α-双氢睾酮,5α-双氢睾酮的活性比睾酮强2～3倍,它可与特殊受体结合形成复合物进入细胞,再与核受体连接并与染色质结合进而影响DNA的合成。

也有人认为,前列腺增生组织中雌激素与雄激素在结合状态下可刺激细胞合成和分泌细胞外基质蛋白,在细胞周围形成一层致密的纤维结缔组织而参与前列腺增生的发生、发展,即前列腺增生发生、发展变化中存在着雌激素、雄激素的相互协同作用,雌激素、雄激素的平衡改变是前列腺增生发生的原因。

2. 前列腺细胞胚胎再唤醒

有研究发现,前列腺增生最初的病理改变即增生结节的形成只发生于占前列腺腺体 5%～10% 的区域内,即接近前列腺括约肌的移行区和位于此括约肌内侧的尿道周围区,前列腺增生结节的最初改变是腺组织的增生,即以原有腺管形成新的分支,长入附近间质内,经过复杂的再分支后形成新的构架结构(即结节),McNeal 根据胚胎发育的基本特征提出了"前列腺增生的胚胎再唤醒学说",认为前列腺增生结节的形成是某个前列腺间质细胞在生长过程中自发地转为胚胎发育状态的结果。

3. 细胞群比例的改变

有人认为,前列腺结构存在着严格的等级方式:干细胞—放大细胞—过渡细胞,其中干细胞处于基底细胞层,是前列腺细胞正常生长的稳定因素,干细胞中一部分可发育成放大细胞,对前列腺细胞的生长有着正性作用,若其数目过多可致前列腺细胞整体数量的增加,但要通过其中一部分细胞在雄激素的作用下衍化成过渡细胞来实现,即雄激素刺激了所有过渡细胞的克隆增生才导致了前列腺增生的形成。

4. 多肽类生长因子

多肽类生长因子为一类调节细胞分化、生长的多肽类物质,有研究表明,多肽类生长因子可直接调节前列腺细胞的生长,而性激素只起间接的作用。目前发现在前列腺增生发生过程中起重要作用的多肽类生长因子主要包括表皮生长因子(EGF)、转化生长因子 α 和 β、成纤维细胞生长因子(FGF)和胰岛素样生长因子-Ⅰ等,其中,碱性成纤维细胞生长因子(bFGF)被证实具有促人类前列腺匀浆中几乎所有细胞的有丝分裂作用,在前列腺增生发病中的作用正日益受到重视。

前列腺增生与性生活有关系吗

对于前列腺增生的原因，医学界有许多争议，有一种观点认为与性生活过度有关。有学者做过长期观察统计：在青年时期性生活每周两次左右，中年时期每周一次左右，50岁以后每半月或一个月左右一次者，前列腺增生的发病率明显降低，其增生程度亦轻。如果性生活过频则前列腺增生的发病率高，症状也较严重。一些僧侣和单身男子很少患前列腺增生的现象，似乎也证实了这种观点。

在前列腺增生早期可引起暂时性的性欲亢进。55岁以后男性人群几乎都有程度不同的前列腺的肥大，在前列腺的肥大开始阶段，患者可出现与年龄不相符的性欲增强，或者一贯性欲正常，却突然变得强烈起来。这是由于前列腺组织增生，使前列腺功能紊乱，反馈性引起睾丸功能一时性增强所致。

有分析认为，过度的性生活会加重前列腺增生，性生活本身会使前列腺长时间处于充血状态，引起和加重前列腺的肥大。绝对禁欲也不利于前列腺病康复。一个性发育正常的男性，不可避免经常有性冲动发生。因此，在这样的性冲动之下，前列腺产生的内分泌增多和前列腺充血得不到宣泄，久之可能促进前列腺增生肥大。

老年性前列腺增生患者过性生活，要根据年龄、增生程度、具体状态等因素来确定。年龄在60岁左右，前列腺的肥大不严重、无排尿不畅等症状，身体条件和性功能又好，可以过性生活，以每月一次为宜。若年龄大，前列腺增生严重，有排尿困难或房事后发生尿潴留，吃药难以控制，则不宜行房事。老年人在应用雌激素药物治疗前列腺的肥大期间,千万不可行房事,以免诱发阳痿。

预防前列腺增生,关键是让性生活顺其自然,既不禁欲也不纵欲。过频的性生活会使前列腺总是处于充血状态,从而引起或加重前列腺增生。尤其是到了中年,更应注意性生活不可过于频繁,以减少前列腺充血,让前列腺有充分的休息时间。

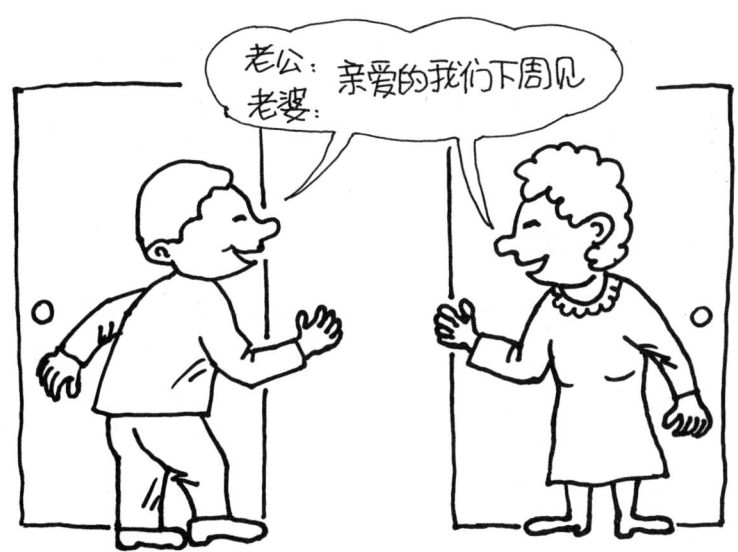

前列腺增生症的早期信号

前列腺增生主要表现为两类症状：一类是膀胱刺激症状，另一类是因增生前列腺阻塞尿路产生的梗阻性症状。前列腺增生造成尿路梗阻有两重原因：静因——增生的腺体直接压迫尿道；动因——膀胱颈前列腺平滑肌的肌肉紧张。

1. 膀胱刺激症状

包括尿频、尿急、夜尿增多及急迫性尿失禁等。尿频是前列腺增生的早期信号，尤其夜尿次数增多更有临床意义。一般来说，夜尿次数的多少往往与前列腺增生的程度平行。原来不起夜的老人出现夜间1～2次的排尿，常常反映早期梗阻的来临，而从每夜2次发展至每夜4～5次甚至更多，说明了病变的发展和加重。

2. 排尿梗阻症状

主要是由于前列腺增生阻塞尿路。

（1）排尿无力、尿线变细和尿滴沥：由于增生前列腺的阻塞，患者排尿要使用更大的力量克服阻力，以至排尿费力；增生前列腺将尿道压瘪致尿线变细；随着病情的发展，还可能出现排尿中断，排尿后滴沥不尽等症状。

（2）血尿：尿液中带血即为血尿，又称尿血。正常情况下，尿液中是没有红细胞的。医学上把患者尿液离心沉淀后，用显微镜来检查，如果每个高倍视野中有5个以上的红细胞，就叫血尿。

（3）尿潴留：前列腺增生较重的晚期患者，梗阻严重时可因受凉、饮酒、憋尿时间过长或感染等原因导致尿液无法排出而发生急性尿潴留。

如果我们能及时发现前列腺增生的"早期信号",并对其积极防治,就可有效地预防上述病症的发生。

排尿次数增多——无论白天或晚上,排尿次数比往常增多,远远超过了白天3~4次、晚上1~2次的正常情况,排尿时间间隔短,时时有尿意。

排尿踌躇不畅——当感到有尿意时,要站在厕所里等好一会儿,小便才"姗姗"而来,且尿流变细,排出无力,射程也不远,有时竟从尿道口线样滴沥而下。

夜间尿失禁——夜间睡觉时尿液不受控制地自己流出来,严重者大白天也会有这种现象发生。

排尿中断——前列腺增生后,尿液里的结晶体容易凝集形成膀胱结石,造成排尿突然中断,老年人排尿中断和出现膀胱结石是前列腺增生的强烈"信号"。

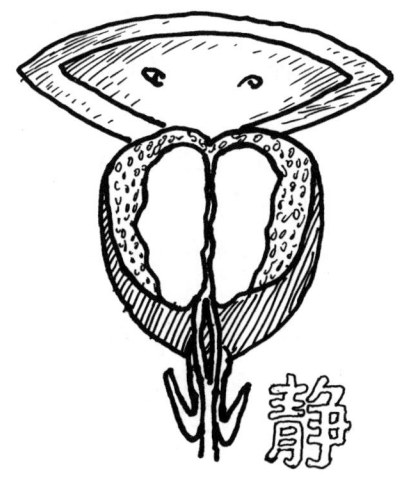 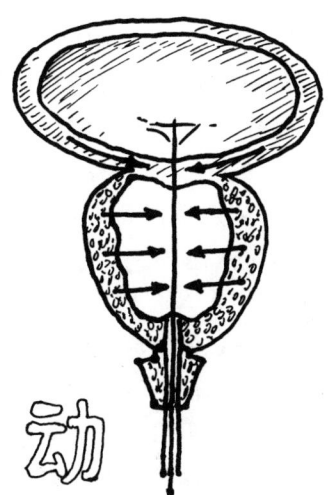

前列腺的大小跟病情有关吗

前列腺大小正常值为多少？很多人到医院做前列腺检查，发现在检查结果中有前列腺大小体积的结果，但是由于不了解前列腺大小正常值而看不懂。

前列腺是不成对的实质性器官，由腺组织和肌组织构成。前列腺上端横径约 4 cm，垂直径约 3 cm，前后径约 2 cm，中间沟清楚，平均重 20 克。前列腺内有 30～50 个腺泡，具有分泌功能，汇成 16～32 条排泄管。表面包有筋膜鞘，称为前列腺囊，囊与前列腺之间有前列腺静脉丛。前列腺呈前后稍扁的栗子形，上端宽大称为前列腺底，邻接膀胱颈。下端尖细，位于尿生殖隔上，称为前列腺尖。底与尖之间的部分称为前列腺体。正常的前列腺大小约为 4 cm×3 cm×2 cm。

有些患者在检查后常常拿着前列腺超声报告单，将自己前列腺的超声报告大小数值与其他人进行对比，自认为前列腺越大，病情就越严重。其实，这种看法是完全错误的，没有科学依据。

病情以及临床症状的严重程度不完全取决于前列腺的大小，但跟增生部位有较大关系。如果前列腺增生部位靠近尿道周围，并向尿道内突出或者突向膀胱就会压迫尿道，此时会产生明显的排尿困难的症状。如果增生主要向周围生长，那么即使腺体长得较大，在直肠指诊时可摸到较大前列腺，但其不一定产生明显的梗阻症状。如果增生的部位在前列腺中叶，如同在膀胱颈形成一个活瓣，排尿时压在尿道内口上，会直接影响尿液排出。这种情况下即使是前列腺的体积不大，依然能造成明显梗阻。

前列腺增生症的分类和分期

前列腺增生症按增生部位分布的趋向，可分为8种不同的类型：

(1) 侧叶增生，产生前列腺尿道段受压，变形，弯曲，该型占4.41%；

(2) 后联合或中叶增生，突出至膀胱，使膀胱三角区底部抬起，此型占13.96%；

(3) 侧叶、中叶增生，突向膀胱及尿道，此型占17.12%；

(4) 颈下叶增生，突向膀胱，呈悬垂状，此型占30.14%；

(5) 侧叶及颈下叶增生，占21.62%；

(6) 侧叶、中叶及颈下叶增生；

(7) 前联合增生，即前叶型；

(8) 三角区下叶增生。

发病最早的是中叶及颈下叶，50岁左右即可发生；侧叶、双侧叶及颈下叶增生的平均年龄约60岁；双侧叶、中叶同时增生常发生在70岁以后。

医生通过肛门指检，一般地把前列腺增生按增生大小分成三度。也有医生用另一种方式形容前列腺增生的程度：正常前列腺为栗子大；第一度肥大为鸽蛋大；第二度肥大为鸡蛋大；第三度肥大为鹅蛋大。

为了表明前列腺增生患者疾病的严重程度，医生在临床上将前列腺增生症分成三期：第一期为患者排尿困难，尿频、夜尿增多，排尿无力，膀胱壁因排尿费力而出现小梁，但是没有残余尿；第二期系指膀胱逼尿肌开始代偿不全，不能将尿液完全排出而出现残余尿,常常易合并发生慢性细菌性膀胱炎;第三期系指由于长期排尿费力,引起膀胱排空机能减退发生尿潴留、肾功能不全。如果根据尿流率测定的结果进行判断,第一期患者的最大尿流率和平均尿流率降低不明显,尿流图形多在正常的范围内;第二期患者最大尿流率及平均尿流率均明显降低,排尿时间显著延长,尿流图形呈多波型曲线;第三期或者说晚期患者的最大尿流率及平均尿流率进一步降低,排尿时间更加延长,尿流图形大都为低平曲线。

前列腺增生的检查项目有哪些

由于前列腺增生患者年龄较大,常需要排除前列腺增生症的其他合并症,需要做一些必要的检查项目。

1. 检查腹部

注意有无胀大的膀胱。前列腺增生患者,膀胱内常有大量残余尿,触诊时,常可触及胀大的膀胱;但有时病史较长,膀胱处于长期慢性尿潴留状态,胀大的膀胱质地软瘫,不易触察,此时可用叩诊法,以判明之。

2. 肛门指诊

肛指检查,是诊断本病重要检查步骤。多数前列腺增生病例,经此项检查即可作出明确诊断。如发现前列腺体肿大、突起、中央沟消失、两侧边缘增宽、质韧而表面光滑,可根据这些特点,与前列腺癌、结核、结石相鉴别。但如前列腺不大,尚不能仅根据此项检查,就排除前列腺增生的可能。因为单纯中叶肥大时,肥大的腺体向膀胱内突出,肛指检查可完全无从触知。肛指检查时,注意肛门括约肌的功能,有助于与神经病原性膀胱排尿障碍相鉴别。

3. X线检查

静脉尿路造影(IVU)或膀胱尿道造影时于前后位及排尿状态下摄片,可见膀胱底部抬高,有弧形密度减低阴影,后尿道长度增加,如合并憩室、肿瘤、结石可显示充盈缺损。晚期IVU可显示膀胱输尿管反流、肾积水或肾显影不佳甚至不显影。

4. 测定残余尿

测定残余尿对本病有重要意义。如前所述,腺体肥大程度并不与病情严重程度成正比,故依腺体大小程度为本病分级实无临床意义;而残余尿的多少,能说明梗阻程度的轻重,与病情关系密切。测定残余尿的方法有:①超声波检查法:简便易行,患者负担很小,结果亦能说明问题。②导尿法:于自行排尿之后,立即放入导尿管检查,能准确地测定残余尿量,并可取得尿标本作培养,且可借此作酚红试验及膀胱造影等检查。但有引起损伤、出血、感染等危险,故应谨慎进行,严加预防。如测定有大量残余尿时,应考虑将导尿管留置引流。③进行静脉肾盂造影时,解除加压腹带拍最后一张片后,让患者排空膀胱再行拍片一张,即可显示残余尿情况。

5. 尿动力学检查

为无创性检查,测定时膀胱容量应大于 150 ml。主要指标有:最大尿流率(Q_{max},正常 > 15 ml/s)、膀胱容量(bladder capacity,正常男性 350～750 ml,女性 250～550 ml)、逼尿肌收缩力等,对前列腺增生症的治疗选择及预后判断有重要意义。

6. 膀胱镜检查

此方法不作为常规检查,仅在有指征时进行。可见膀胱颈部突出隆起,尿道内口变形。膀胱壁形成小梁、小室甚至憩室。如合并膀胱结石、膀胱肿瘤也可一并诊断。

膀胱镜检查对某些病例确属必要,因为可经此项检查确知前列腺是否增生以及增生程度。又可通过此项检查了解膀胱内情况,排除其他病变,但膀胱镜检查对前列腺增生患者容易引起损伤、出血、感染等,故应严加选择使用,操作时务必小心细致,检查后又需严密观察。

7. 血液检查

血常规及生化检查,对因梗阻引起的感染、尿毒症者十分重要,尿毒症的程度在血红蛋白的降低程度上有所反映。尿路感染时,血白细胞计数及分类对诊断及治疗亦有参考价值。

8. 肾功能测定

前列腺增生患者可根据各自的具体情况选择下列项目进行检查:①血液尿素氮、肌酐测定;②酚红排泄试验;③靛胭脂排泄试验;④尿浓缩、稀释试验;⑤普通或大剂量静脉尿路造影。

9. 其他检查

如考虑手术治疗时,应作心、肺、肝及血管方面检查及血液生化方面检查。

由于长期尿潴留影响肾功能时,肌酐、尿素氮升高,合并尿路感染时,尿常规检查有红细胞、脓细胞。

前列腺特异性抗原(PSA)测定:前列腺增生症时 PSA 虽可增高,但测定 PSA 的意义不在于诊断前列腺增生症,而在于早期发现前列腺癌。结合游离 PSA、直肠指检、B 超可发现大多数前列腺癌。

[你能做什么]

说了上述这么多的前列腺检查项目,对普通人而言,平时的自我症状和病情的评估也是相当重要的,那么怎样才能做自我评估呢?下面就介绍一种前列腺增生的评估量表——国际前列腺症状评分(International Prostate Symptom Score,IPSS),以下简称 IPSS。

IPSS 是目前国际公认的判断前列腺增生症患者症状严重程度的最佳手段。IPSS 是前列腺增生症患者下尿路症状严重程度的主观反映,它与最大尿流率、残余尿量以及前列腺体积无明显相关性。

IPSS 分类如下（总分 0～35 分）：

轻度症状 0～7 分

中度症状也 8～19 分

重度症状 20～35 分

患者通过 IPSS 评分系统的自我评估，既能做到手术前及手术后的前列腺增生症状的了解，同时能及时地将信息反馈给主治医生，作为长期跟踪随访的有效量表。

国际前列腺症状评分(IPSS)

在最近一个月内，您是否有以下症状	无	在五次中					症状评分
		少于一次	少于半数	大约半数	多于半数	几乎每次	
1.是否经常有尿不尽感？	0	1	2	3	4	5	
2.两次排尿间隔是否经常小于两小时？	0	1	2	3	4	5	
3.是否曾经有间断性排尿？	0	1	2	3	4	5	
4.是否有排尿不能等待现象？	0	1	2	3	4	5	
5.是否有尿线变细现象？	0	1	2	3	4	5	
6.是否需要用力及使劲才能开始排尿？	0	1	2	3	4	5	
7.从入睡到早起一般需要起来排尿几次？	没有	1次	2次	3次	4次	5次	
	0	1	2	3	4	5	
症状总评分＝							

前列腺增生症的诊断要点有哪些

前列腺增生症的诊断要点如下：

(1) 多见于 50 岁以上的老年男性。早期表现为尿频、夜尿增多、排尿困难、尿流无力。晚期可出现严重的尿频、尿急、排尿困难，甚至点滴不通，小腹胀满，可触及充盈的膀胱。

(2) 直肠指诊：前列腺增大，质地较硬，表面光滑，中央沟消失。

(3) B 型超声波检查：可显示增生的前列腺。膀胱镜、排泄性尿路造影等，对诊断本病有帮助。

(4) 尿流动力学检查：可较完整地对排尿功能作出客观评价。其中最大尿流率、平均尿流率、排尿时间及尿量意义较大。最大尿流率为重要的诊断指标。应注意尿量对最大尿流率结果的影响。检查过程中排尿量为 250～400 ml 者为本项检查的最佳尿量，150～200 ml 者为最小尿量。对多数 50 岁以上男性而言，最大尿流率达到 15 ml/s 即属正常。测定尿流率时，可同步进行膀胱测压，有助于判断逼尿肌功能及其损害程度，以准确掌握手术时机。下尿路梗阻后，如逼尿肌持续有无抑制性收缩，将会进展为低顺应性和高顺应性膀胱，手术后尿流率虽可恢复正常，但逼尿肌功能有时却难以恢复。

(5) 残余尿测定：由于膀胱逼尿肌可通过代偿的方式克服增加的尿道阻力，将膀胱内尿液排空，因此，前列腺增生早期无残余尿也不能排除下尿路梗阻的存在。一般认为残余尿量达 50～60 ml 即提示膀胱逼尿肌处于早期失代偿状态。

（6）本病应与淋病、尿道狭窄、前列腺癌、前列腺肉瘤、前列腺结石、神经源性膀胱功能障碍相鉴别。

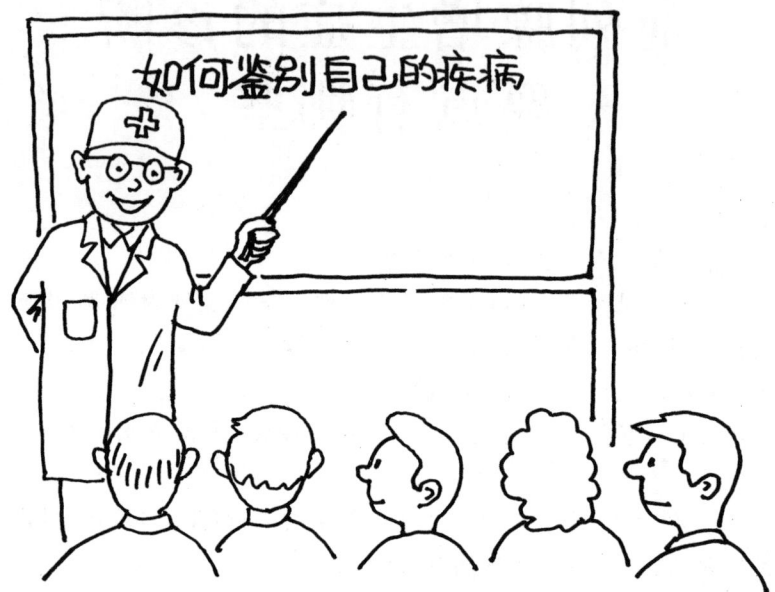

前列腺增生症引起的疾病

前列腺增生症是男性常见病、多发病,因长期排尿不畅引起梗阻部位以上尿路的严重并发症,如在前列腺增生的病例中,有10%~25%可发生癌变,形成癌瘤并存,直接威胁患者的健康和生命。

1. 尿毒症

前列腺增生症可能导致肾脏损害甚至尿毒症。这是由于增生的前列腺压迫尿道,膀胱需要用力收缩,才能克服阻力将尿液排出体外。久而久之,膀胱肌肉会变得肥厚。如果膀胱的压力长期不能解除,残余在膀胱内的尿液逐步增加,膀胱肌肉就会缺血缺氧,变得没有张力,膀胱腔扩大。最后膀胱里的尿液会倒灌到输尿管、肾盂引起肾积水,严重时出现尿毒症。

2. 感染

俗话说:"流水不腐",但前列腺增生症患者往往有不同程度的尿潴留情况,膀胱内的残余尿液就好像一潭死水,一旦细菌繁殖就会引起难以控制的感染。

3. 尿潴留和尿失禁

尿潴留可发生在前列腺增生的任何阶段,多由于气候变化、饮酒、劳累使前列腺突然充血、水肿所致。过多的残余尿可使膀胱失去收缩能力,滞留在膀胱内的尿液逐渐增加。当膀胱过度膨胀时,尿液会不自觉地从尿道口溢出,这种尿液失禁的现象称为充盈性尿失禁,这样的患者必须接受紧急治疗。

4. 膀胱结石

老年人的膀胱结石也与前列腺增生症有关。在尿路通畅的情况下,膀胱里一般不会长出石头,即使有石头从输尿管掉到膀胱里也能随尿液排出。患前列腺增生的老年人就不同了,由于其尿路不畅,在膀胱中就容易形成结石。

5. 疝

前列腺增生症可能诱发老年人的疝(小肠气)等疾病。有的前列腺增生症患者会出现排尿困难症状,需要用力和憋气才能排尿。由于经常用力,肠子就会从腹部薄弱的地方突出来,形成疝(小肠气),有时患者还会出现痔、下肢静脉曲张。

6. 痔

腹内压力升高,很容易引起痔疮。痔分为内痔、外痔和混合痔,是齿状线两侧的直肠上下静脉丛静脉曲张引起的团块。腹内压力升高,静脉回流受阻,直肠上下静脉丛瘀血,是发生痔疮的重要原因。患者可出现排便时出血、痔块脱出、疼痛等。因此,前列腺增生患者排尿困难解除后,痔常可缓解甚至自愈。

7. 其他

一些前列腺增生患者可出现性欲变化,有的性欲亢进,有的性欲低下,少数患者可有血精。

前列腺增生症与慢性前列腺炎的关系

前列腺增生和前列腺炎虽然都是男性前列腺系统常见疾病，但两者的发病机制、病理变化、临床表现、诊断及治疗方法却完全不同。

1. 发病年龄

前列腺增生多见于老年人，前列腺炎多见于中青年人。

2. 发病原因

前列腺增生是睾酮分泌积增引起的男性前列腺细胞增生、腺体增大的病理改变；前列腺炎是细菌或病毒通过尿道传染引起的前列腺腔或者前列腺体的炎性病变。

3. 临床症状

前列腺增生以小便不顺、尿等待、尿淋漓、尿线细、尿不尽以及夜尿次数增多，甚至尿潴留为特征。前列腺炎主要症状是尿频、尿急、尿疼、小腹胀痛或有分泌溢出、小便发黄，伴有尿道炎症的患者还往往有尿道口红肿。

当然，两者之间还有千丝万缕的联系，有学者对我国男性前列腺增生症的患者研究表明，在我国男性中，随着年龄的增长，前列腺增生与前列腺炎的关系越来越密切。前列腺增生症并发慢性前列腺炎的机率更是高达78%。

前列腺增生造成前列腺导管的狭窄闭塞，前列腺液排出不畅或滞留，加上前列腺解剖结构上其导管细长、弯曲，开口处口径小，有利于尿道病原菌进入腺体，不利于腺体炎性分泌物排出和引流。而慢性前列腺炎导致的炎性水肿进一步诱发或加重膀胱出口狭窄或梗阻，易引起尿潴留，加重前列腺增生症的临床症状。

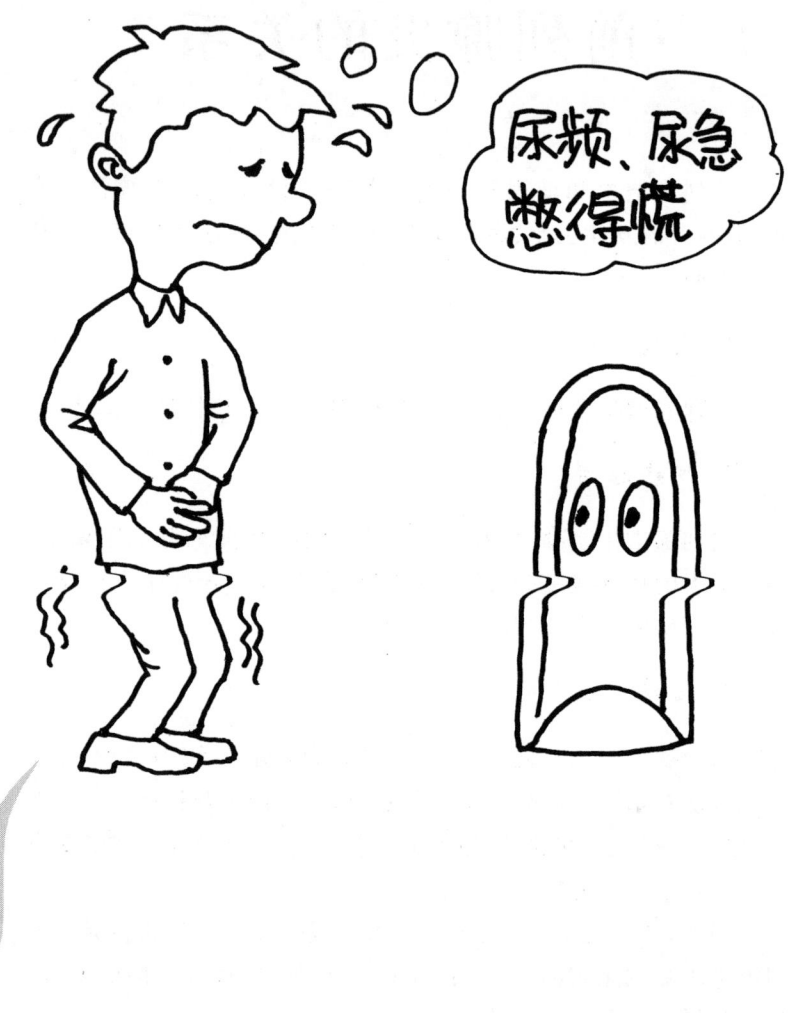

前列腺增生症与前列腺癌有关系吗

前列腺增生症和前列腺癌是老年男性最常见的疾病,前者为良性疾病,后者是恶性病变。两者可以同时存在,但互相之间没有因果关系。前列腺增生症引起膀胱出口梗阻,病变进一步发展则会使膀胱功能受到损坏,可发生急性或慢性尿潴留,并继发膀胱结石和尿路感染。如果病情继续发展就会出现肾积水,甚至出现肾功能衰竭而危及生命。

前列腺增生症的症状可表现为:①膀胱出口梗阻表现:排尿费力、排尿踌躇、费时、尿线变细、射程短,甚至尿滴沥等。②膀胱功能障碍表现:尿频、尿急、夜尿,甚至尿失禁或尿潴留等。③并发症表现:膀胱结石引起血尿,尿路感染导致尿痛、发热等。

而前列腺癌早期常无自觉症状,出现临床症状时,可表现为:①前列腺原发病变阻塞尿路症状,尿频、夜尿、尿线变细、排尿困难和尿潴留等类似前列腺增生症的症状。②前列腺外的转移病灶症状,如骨转移的骨痛、骨折、截瘫,肺转移的呼吸困难、咯血等。

除了上述的临床症状,还可以通过医院的相关检查来区别。

(1) 直肠指诊前列腺肿大情况:前列腺增生腺体可以很大,但表面光滑,质地较均匀,硬度适中,周围境界清晰;前列腺癌则呈现不规则肿大,表面高低不平,有结节,质硬如石,边境不清,并可与直肠粘连固定。

(2) 前列腺特异性抗原(PSA)的升高程度。

(3) 血清酸性磷酸酶是否升高:前列腺增生患者血清酸性

磷酸酶不升高，前列腺癌患者，尤其是已发生骨转移者，血清酸性磷酸酶显著升高。

此外，还可以用过 B 型超声波检查、活组织检查、同位素、X 线检查、CT 检查等方法来鉴别前列腺增生症和前列腺癌。

前列腺增生症的治疗方法

下尿路症状是前列腺增生症患者的切身感受,最为患者本人所重视。由于患者的耐受程度不同,下尿路症状及其所导致的生活质量下降是患者寻求治疗的主要原因。因此,下尿路症状以及生活质量的下降程度是选择治疗措施的重要依据。医生应该充分了解患者的意愿,向患者交代包括观察等待、药物治疗、外科治疗在内的各种治疗方法的疗效与不良反应。

根据患者的不同症状,一般有以下几种主要的治疗方法。

一是观察等待。轻度的良性前列腺增生症,无症状或症状很轻,需定期接受检查,密切观察。一旦病情发展,则需积极治疗。

二是药物治疗。近年来,随着控制前列腺增生、改善尿路梗阻药物的出现,普遍认为药物治疗应作为第一线的治疗方法,从而减少手术需求。

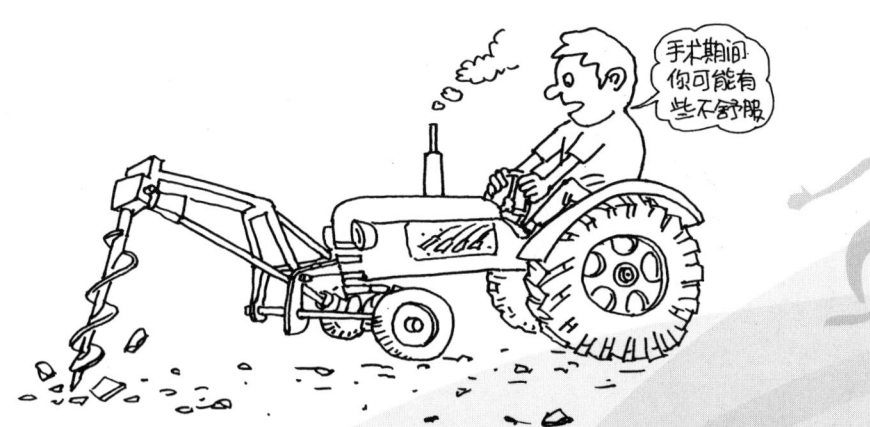

三是手术治疗。对部分患者来讲,尤其对重度的前列腺增生症引起并发症的患者,建议手术治疗。手术的方法多集中表现在微创手术,如经尿道前列腺电汽化术、经尿道前列腺等离子双极电切术和经尿道等离子前列腺剜除术、冷冻治疗、微波治疗等。

前列腺增生症的"等待观察"

前列腺增生症是前列腺的良性病变,其病程进展个体间差异很大,许多前列腺增生症患者的临床症状在相当长的时间内无明显变化,且不同人对症状的忍受程度又各不相同,所以并不是每一个前列腺增生症患者都需要进行积极处理。许多前列腺增生症患者症状并不明显,也没有因为前列腺增生造成并发症,而且患者对自己的症状在很大程度上还可以耐受,对于这些患者,大多可以暂时不给予任何治疗,只要动态观察病情的变化就足够了,这种方法就称为"等待观察"。

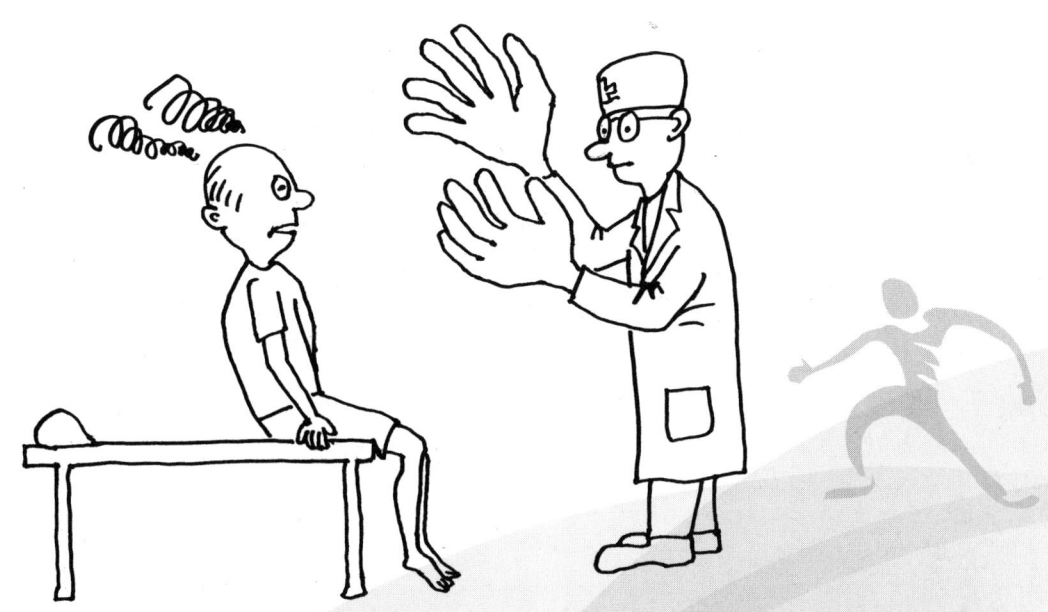

等待观察并不等于放任自流，只是对一部分适合的患者采取的一种保守的处理方式。在等待观察期间，前列腺增生症患者需要了解前列腺增生的相关知识，改善生活方式等。适当限制饮水可以缓解尿频症状，例如夜间和出席公共社交场合时适当限水。但每日水的摄入不应少于1 500 ml。酒精和咖啡具有利尿和刺激作用，可以引起尿量增多、尿频、尿急等症状，因此，应限制酒精类和含咖啡因类饮料的摄入。

前列腺增生症患者常因为合并其他全身性疾病而同时使用多种药物，应了解和评价患者这些合并用药的情况，必要时在其他专科医师的指导下进行调整以减少合并用药对泌尿系统的影响，如治疗同时存在的便秘等。

患者应注意定期随访，一般每年至少一次，内容包括症状变化、症状评分、直肠指诊、B超检查、尿液检查、肾功能检查、尿流率检查等，复查的时候尤其需要注意对比上一次的检查指标，并通过与医生的积极交流，来判断是否需要开始采取进一步的治疗措施。

前列腺增生症的治疗药物

前列腺增生症的治疗药物品种繁多,作用机制不尽相同。以下对各类药物作一个简单的介绍。

1. α-肾上腺素能受体阻滞剂

α-肾上腺素能受体阻滞剂是通过阻滞分布在前列腺和膀胱颈部平滑肌表面的肾上腺素能受体,松弛平滑肌,达到缓解膀胱出口动力性梗阻的作用。根据尿路选择性可将α-肾上腺素能受体阻滞剂分为非选择性α-肾上腺素能受体阻滞剂(酚苄明,Phenoxybenzamine)、选择性α_1-肾上腺素能受体阻滞剂(多沙唑嗪 Doxazosin、阿呋唑嗪 Alfuzosin、特拉唑嗪 Terazosin)和高选择性α_1-肾上腺素能受体阻滞剂(坦索罗辛 Tamsulosin)。

(1)非选择性α-肾上腺素能受体阻滞剂

酚苄明:一般服用几个月可见效,但往往伴有疲倦、乏力、鼻塞等症,以上不良反应在停药几天后即可消失,但严重的心脑血管病患者慎用。

酚妥拉明:与酚苄明的作用机制相同,属同类药品。它是一种起效迅速但作用时间较短的药物。因本药也为抗高血压类药物,且口服吸收不良,需稀释后静脉用药,因此,有较严格的适应证和禁忌证。

(2)选择性α_1-肾上腺素能受体阻滞剂

前列腺内虽有α_1、α_2两种受体,但前列腺细胞内主要是α_1受体的作用,且前列腺内含有98%的α_1受体,并存在于前列腺基质内,故临床上用此类药物治疗前列腺增生更有针对性。其代表药品有哌唑嗪、曲马多嗪、特拉唑嗪等。目前特拉唑嗪应用较广,不良反应有直立性低血压,因此,一般首次从小剂量开始。

(3) 高选择性 $α_1$-肾上腺素能受体阻滞剂

此类药物为治疗前列腺增生症的新药,其作用机制是选择性阻滞尿道、膀胱颈部和前列腺平滑肌上的 $α_1$-肾上腺素能受体,抑制其前列腺增生,以改善前列腺增生而引起排尿困难等症状。有效率高达 85.1%,其代表药物为坦索罗辛(哈乐)。

2. 激素类及抗激素类药物

(1) 雌激素类药物:雌激素能反馈性抑制雄激素的分泌,有抗雄激素作用,可使前列腺腺体缩小,质地变韧,可改善排尿困难的症状。代表药物为己烯雌酚、氯烯雌醚、雌三醇等。

(2) 抗雄激素类药物:常用药物为环丙孕酮。此药物对垂体前叶促性腺激素有抑制作用,可使血液中雄激素水平降低,从而改善因前列腺增生而导致的尿道梗阻所造成的症状。连续服用 2~3 个月,可获得较好的效果。

3. 5α 受体还原酶抑制剂

研究证明,5α 受体还原酶在前列腺中能促使睾酮转为双氢睾酮,因而造成前列腺增生肥大,其抑制剂即可使前列腺增生肥大的组织退化,细胞凋亡,肥大的腺体缩小,以改善排尿困难等。其代表性的药物为爱普列特、非那雄胺(保列治)。它们的主要不良反应为消化道症状和生殖道症状。

4. 中药及花粉制剂

(1) 前列康:该药是从花粉中提取制成口服片剂,该药可使增生的前列腺体腺腔扩大,体积缩小,从而改善尿频、尿急、尿痛、排尿困难、尿后滴沥症状,治疗前列腺增生症有较好的疗效。

(2) 前列通:本品为黄芪、琥珀、车前子、肉桂、蒲公英、王不留行等中药合成制成的片剂,主要作用于前列腺增生症而引起的尿潴留、尿频。

(3) 护前列:本品为锯叶棕浸膏和紫锥花叶浸膏,其作用机制是消除膀胱和前列腺黏膜充血,增加细胞吞噬能力,抗感染力强,常用于急慢性前列腺炎以及前列腺增生症。此类药物还有前列平、伯泌松、通尿灵、前列欣、舍尼通、尿通等。

尽管现在治疗前列腺增生症的药物很多,但是目前前列腺增生症的根本原因和发病机制尚不完全清楚,因而在药物治疗上仍然是以改善和缓解症状为主,对那些症状严重、经药物和其他保守手段治疗无效者,应及时考虑手术治疗。

联合治疗是指联合应用α肾上腺素能受体阻滞剂和5α还原酶抑制剂治疗前列腺增生症。联合治疗适用于前列腺体积增大、有下尿路症状的前列腺增生症患者。前列腺增生症临床进展危险较大的患者更适合联合治疗。采用联合治疗前应充分考虑具体患者前列腺增生症临床进展的危险性、患者的意愿、经济状况、联合治疗带来的费用增长等。目前的研究结果证实了联合治疗的长期临床疗效。最新研究结果显示,与安慰剂相比,多沙唑嗪和非那雄胺均显著降低前列腺增生症临床进展的危险;而多沙唑嗪和非那雄胺的联合治疗进一步降低了前列腺增生症临床进展的危险。

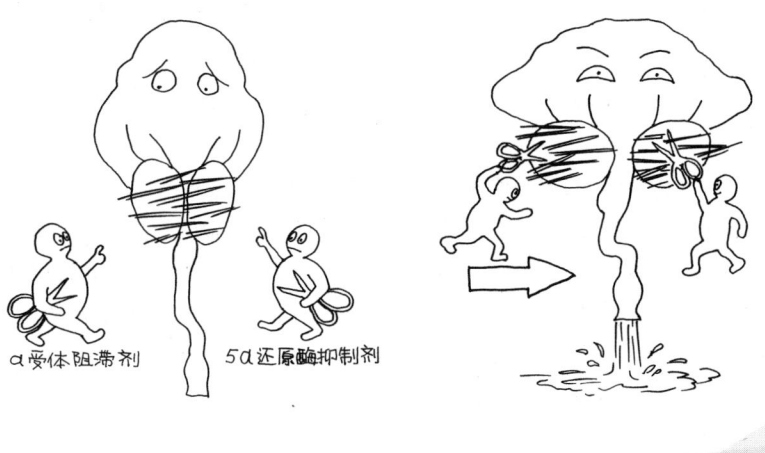

前列腺增生症的外科治疗

前列腺增生症是一种进展性疾病,部分患者最终需要外科治疗来解除下尿路症状及其对生活质量所致的影响和并发症。重度前列腺增生症患者,下尿路症状已明显影响患者的生活质量者可选择手术治疗,尤其是药物治疗效果不佳或拒绝接受药物治疗的患者,可以考虑外科治疗。当前列腺增生症导致以下并发症时,建议采用外科治疗。

(1) 反复尿潴留(至少在一次拔管后不能排尿或两次尿潴留);

(2) 反复血尿,5α-还原酶抑制剂治疗无效;

(3) 反复泌尿系感染;

(4) 膀胱结石;

(5) 继发性上尿路积水(伴或不伴肾功能损害)。前列腺增生症患者合并膀胱大憩室、腹股沟疝、严重的痔疮或脱肛,临床判断不解除下尿路梗阻难以达到治疗效果者,应当考虑外科治疗。

泌尿外科医生选择何种治疗方式应当尊重患者的意愿。外科治疗方式的选择应当综合考虑医生个人经验、患者的意见、前列腺的大小以及患者的伴发疾病和全身状况。外科治疗前列腺增生症的外科治疗包括常规手术治疗、激光治疗以及微创治疗。前列腺增生症治疗效果主要反映在患者主观(如I-PSS评分)和客观指标(如最大尿路率)的改变。治疗方法的评价则应考虑治疗效果、并发症以及社会经济条件等综合因素。

1. 前列腺增生症的手术方式

经典的外科手术方法有经尿道前列腺电切术(TURP)、经尿道前列腺切开术（TUIP）以及开放性前列腺摘除术。目前经尿道前列腺电切术仍是前列腺增生症治疗的"金标准"。各种外科手术方法的治疗效果与经尿道前列腺电切术接近或相似，但适用范围和并发症有所差别。作为经尿道前列腺电切术或经尿道前列腺切开术的替代治疗手段，经尿道前列腺电汽化术（TUVP）和经尿道前列腺双极电切术（PKRP）目前也应用于外科治疗。所有上述各种治疗手段均能够改善前列腺增生症患者70%以上的尿路症状。

（1）经尿道前列腺电切术（TURP）：主要适用于治疗前列腺体积在80 ml以下的前列腺增生症患者，技术熟练的术者可适当放宽对前列腺体积的限制。因冲洗液吸收过多导致的血容量扩张及稀释性低钠血症发生率约2%，危险因素有术中出血多、手术时间长和前列腺体积大等。经尿道前列腺电切术手术时间延长，经尿道电切综合征的发生风险明显增加。需要输血的概率为2%～5%。术后各种并发症的发生率：尿失禁为1%～2.2%，逆行射精为65%～70%，膀胱颈挛缩约4%，尿道狭窄约3.8%。

（2）经尿道前列腺切开术（TUIP）：适用于前列腺体积小于30 ml，且无中叶增生的患者。经尿道前列腺切开术治疗后患者下尿路症状的改善程度与经尿道前列腺电切术相似。与经尿道前列腺电切术相比，并发症更少，出血及需要输血危险性降低，逆行射精率发生率低、手术时间及住院时间缩短。但远期复发率较经尿道前列腺电切术高。

（3）开放性前列腺摘除术：主要适用于前列腺体积大于80 ml的患者，特别是合并膀胱结石或合并膀胱憩室需一并手术者。常用术式有耻骨上前列腺摘除术和耻骨后前列腺摘除术。需要输血的概率高于经尿道前列腺电切术。术后各种并发症的发生率：尿失禁约1%，逆行射精约80%，膀胱颈挛缩约1.8%，尿道狭窄约2.6%。对勃起功能的影响可能与手术无关。

（4）经尿道前列腺电汽化术（TUVP）：适用于凝血功能较差的和前列腺体积较小的前列腺增生症患者。是TUIP或TURP的另外一种选择，与TURP比较止血效果更好。远期并发症与 TURP 相似。

（5）经尿道前列腺双极电切术（PKRP）：是使用双极电切系统，并以与单极的 TURP 相似的方式进行经尿道前列腺切除手术。采用生理盐水为术中冲洗液。术中出血及尿道前列腺电切综合征发生减少。

2. 激光治疗

前列腺激光治疗是通过组织汽化或组织的凝固性坏死后的迟发性组织脱落达到解除梗阻的目的。疗效肯定的方式有经尿道钬激光前列腺剜除术、经尿道前列腺激光汽化术、经尿道前列腺激光凝固术等。

（1）经尿道钬激光前列腺剜除术（HoLRP）：Ho：YAG 激光所产生的峰值能量可导致组织的汽化和前列腺组织的精确和有效的切除。HoLRP 术后留置导尿时间短。术后排尿困难是最常见的并发症，发生率约为 10%。75%～80% 的患者出现逆行射精，没有术后勃起功能障碍的报道。

（2）经尿道前列腺激光汽化术：与前列腺电汽化术相似，用激光能量汽化前列腺组织，以达到外科治疗的目的。短期 IPSS 评分、尿流率、QOL 指数的改善与 TURP 相当。术后尿潴留而需要导尿的发生率高于经尿道前列腺电切术（TURP）。术后无病理组织。长期疗效尚待进一步观察。

（3）经尿道前列腺激光凝固术：是治疗前列腺增生症的有效手术方法。光纤尖端与前列腺组织之间保持约 2 mm 的距离，能量密度足够凝固组织，但不会汽化组织。被凝固的组织最终会坏死、脱落，从而减轻梗阻。优点在于其操作简单，出血风险以及水吸收率低。采用 Meta 分析发现经尿道前列腺激光凝固术后需要导尿的尿潴留发生率和尿路刺激症状发生率分别为 21% 和 66%，明显高于 TURP 的 5% 和 15%。

3. 微创治疗

（1）经尿道微波热疗（TUMT）：可部分改善前列腺增生症

患者的尿流率和下尿路症候群(LUTS)症状。适用于药物治疗无效(或不愿意长期服药)而又不愿意接受手术的患者,以及伴反复尿潴留而又不能接受外科手术的高危患者。各种微波治疗仪的原理相似。超过45℃为高温疗法。低温治疗效果差,不推荐使用。其5年的再治疗率高达84.4%;其中药物再治疗率达46.7%,手术再治疗率为37.7%。

(2) 经尿道针刺消融术(TUNA):是一种简单安全的治疗方法。适用于不能接受外科手术的高危患者,对一般患者不推荐作为一线治疗方法。术后下尿路症状改善50%~60%,最大尿流率平均增加40%~70%,3年需要接受经尿道前列腺电切术约20%。远期疗效有待进一步观察。

(3) 前列腺支架(stents)是通过内镜放置在前列腺部尿道的金属(或聚亚氨脂)装置。可以缓解前列腺增生症所致下尿路症状。仅适用于伴反复尿潴留又不能接受外科手术的高危患者,作为导尿的一种替代治疗方法。常见并发症有支架移位、钙化、支架闭塞、感染、慢性疼痛等。

目前尚无明确证据支持高能聚焦超声、前列腺酒精注射的化学消融治疗作为前列腺增生症治疗的有效选择。经尿道前列腺气囊扩张是已经淘汰的治疗方法。

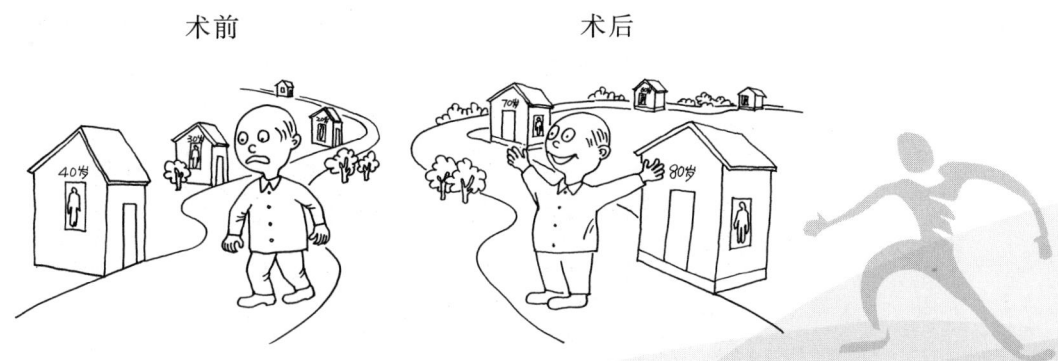

经尿道前列腺电切手术的优势及相对禁忌证

经尿道前列腺电切手术的优点：手术创伤小，操作时间短，患者恢复快等，因此，不但一部分原来需要做开放性手术的患者可以改行经尿道电切术，而且为许多年老体衰、有心血管或者糖尿病等合并症，不能做开放性大手术的患者开辟了一种简单安全的手术方法。经尿道前列腺电切术适合各种原因引起的膀胱颈部梗阻，包括开放性手术后组织残留仍使症状不能减轻的患者。

不适合选择前列腺电切手术的患者主要有以下几类。

（1）前列腺体超过30克，在一小时内不能完成手术的患者。过大的前列腺经尿道切除不安全，不但有出血多、腺体过大致包膜穿破的危险，而且操作时间太长还可因冲洗液过多吸收入血发生"水中毒"等危险。

（2）同时患前列腺炎合并严重尿道炎的患者。为防止因解剖界限不清发生损伤，或者经尿道手术引起败血症，应考虑进行

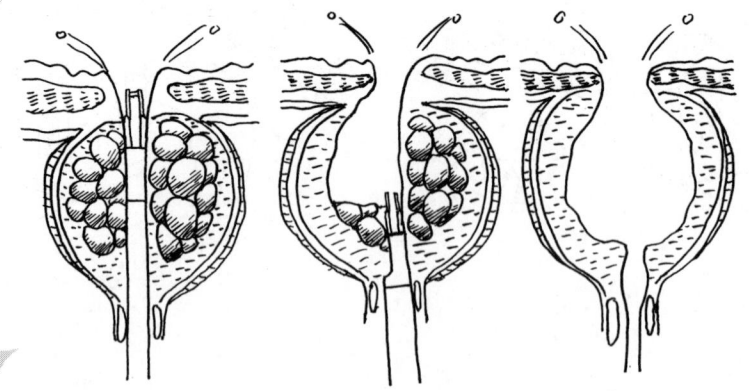

开放性手术。

（3）尿道直径过小、插入器械困难；有外括约肌功能障碍者；以及髋关节有病变,无法采取截石位进行手术者也不适宜做经尿道前列腺电切术治疗。

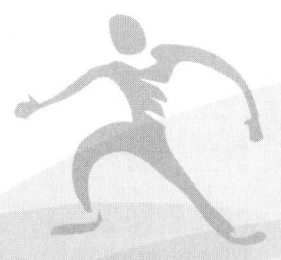

前列腺增生症术后需要注意哪些

前列腺增生症是前列腺系列疾病中比较麻烦的问题,在治疗上不是很难,但是在治疗的过程中存在很多细节问题。那么前列腺增生症术后应该注意什么?这要从前列腺手术的护理工作来着手。如果前列腺增生的护理没有做好的话,很容易复发前列腺增生症。具体可分为术后和出院后的护理两个部分。

前列腺增生症术后护理的具体项目包括以下几个方面。

(1) 体位:平卧位,术后3天改为半卧位。根据情况行持续膀胱冲洗,勿使导管扭曲、受压及脱落。

(2) 饮食:肠蠕动恢复后可进高蛋白、富有营养的易消化饮食,保持大便通畅,避免因排便用力使前列腺窝出血。

(3) 膀胱冲洗的速度应适宜。过快会引起膀胱生理性收缩频繁,引起痉挛性疼痛;过慢不能及时将渗血冲洗出来,易形成血块堵塞引流管。

(4) 疼痛时可做深呼吸运动,必要时可通过应用止痛剂缓解疼痛,咳嗽时用手保护切口,可减轻疼痛。

(5) 咳嗽、咯痰、深呼吸,可防止坠积性肺炎。

(6) 每日以0.5%的碘伏棉球擦拭尿道口2次,尿道口保持清洁,勤换内裤,尿袋低于膀胱水平以下,以防止逆行感染。

(7) 卧床期间应进行肢体活动,防止静脉血栓形成。

(8) 拔除气囊导尿管后,应勤解小便,防止膀胱内压力增高继发出血;由于老年人卧床时间长,活动少,拔管后不要立即离床活动,应逐渐增加活动量,防止加重心脏负担。

(9) 进食易消化、含粗纤维的食物,防止便秘。

（10）多饮水，日饮水量 2 000～3 000 ml，达到自洁的作用。

（11）术后 1～2 个月内避免过度劳动，防止感冒，忌烟酒，忌食刺激性食物，以防继发出血。

（12）术后多数膀胱功能低下，3～6 个月仍有溢尿现象，因此，需要进行肛门括约肌的收缩功能训练，吸气时缩肛，呼气时松肛，以尽快恢复尿道括约肌的功能。

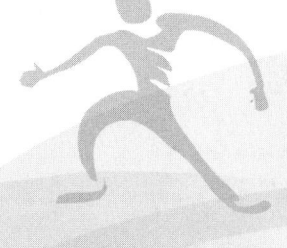

中医治疗前列腺增生症

前列腺增生症或相关疾病,属于中医的"癃闭"症。中医虽然没有前列腺增生的名称,但症状与中医文献中记载的描述略同。"癃"指小便不利,或点滴短少,"闭"指排尿闭塞,或点滴难出,塞而不通。

中医认为疾病的发生与发展,涉及肺、肾、脾三脏又或与气虚、血瘀有关:①中医之肺为华盖,脾气失宣则下调困难。正所谓"上窍闭而下窍不通";②脾为后天之本,运化无权,则水蓄不通,引起癃闭;③肾为气之根元,津液藏焉,下焦之气不化,尿液不通。由此可见,本病其原在肾,其末在肺,其制在脾。

1. 临床见证

该病是男性中老年人的常见疾病,发病率为50%~80%,大约每三个中老年人当中即有两个患上此病症。其症状:尿意增加。夜尿尤甚,排尿困难,尿线短,排尿少等。福建方言中有句话这么说:"少年射过街,老来滴到鞋"。俗语有云:"年过五十三,裤裆常不干"。尿急失禁或滴沥不爽,排尿有阻塞或隐痛感觉,日常生活中倍觉不方便,有的患者还可以引起急慢性前列腺炎、性功能差、没性趣、阳痿、不育等,甚或演变成恶性肿瘤。

2. 中医治疗

临床上必须根据患者的体质、脉象及症状,如虚衰、湿热、瘀血、中气不足、寒热或劳累、性频繁等来辨证论治,效果多数良好。

3. 分型概要

（1）湿热下注：治以清热利湿，八正散加味，兼有壅滞者配萆薢分清饮。药用：车前子、木通、萹蓄、滑石、山栀、瞿麦、灯心草、甘草梢、酒军。

（2）热毒壅盛：治以清热祛毒泻肝火，用龙胆泻肝汤合内消肿毒汤。药用：龙胆草、黄芩、柴胡、生地黄、黄柏、泽泻、大黄、山栀、木通、甘草。

（3）阴虚火动：治以滋阴祛火，用知柏地黄汤加减。用药：六味地黄汤加知母、黄柏。

（4）肾阳虚：治以温阳补肾，用附桂八味汤或右归丸，随病加减化裁。药用：六味地黄汤加肉桂、附子。

（5）中气虚者：治补中气，用补中益气汤。药用：党参、北芪、当归、柴胡、白术、升麻、陈皮、大枣、甘草、生姜。

（6）气滞血瘀：治以活血化瘀，用生化汤加减，一般用药：丹参、泽兰、红花、桃仁、赤芍、生地黄、丹皮、紫草等。

4. 针灸治疗

体针：关元、会阴、肾俞、大肠俞、膀胱俞、三阴交，平补平泻或加温灸。

耳针：膀胱、肾、内分泌，留针或电刺激10～20分钟。

5. 外治法

中药煎煮趁热坐浴。用药：车前草、金钱草、鱼腥草、赤芍、紫草、金银花、夏枯草。

6. 提肛锻炼

自我锻炼提肛(纳肛法)，早晚各做10次(不适合急性炎症患者)。

7. 体育锻炼

散步，慢跑，上下蹲早、晚各做10～20次。按摩以中指常按会阴穴。

坐姿与前列腺增生症的关系

前列腺增生患者不宜久坐,已为许多人所知晓,可是,前列腺增生患者的坐姿有讲究,则为人们所忽视。当人正常端正坐的时候,重心自然落于前列腺的位置,坐的时间久了,增生的前列腺必然要承受体重的压力,因而难免造成增生的前列腺向尿道管扩张,而压迫尿道,严重者会造成排尿困难,甚至尿潴留。如果前列腺增生患者日常坐的姿势有意识地将重心移向左臀部或右臀部(可以左、右臀部适当轮换),这样,就可以避免人体重心直接压迫增生的前列腺,从而避免或减轻增生的前列腺向尿道压迫。长期采用此方法,对增生的前列腺无疑可以起到意想不到的保护作用。

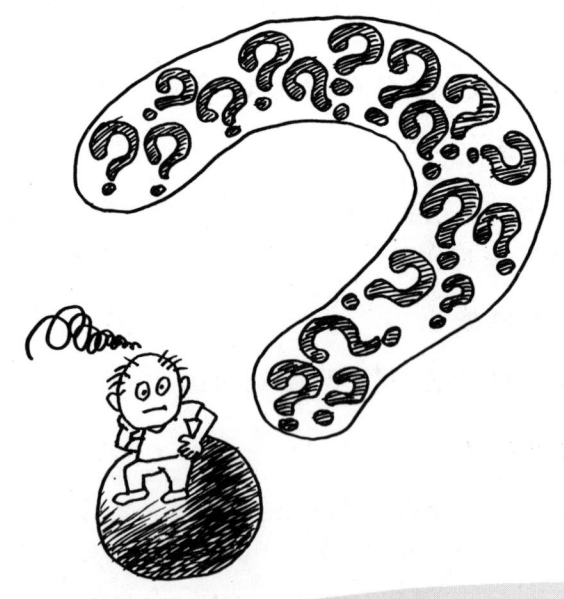

预防前列腺增生症的方法

1. 保持清洁

男性的阴囊伸缩性大，分泌汗液较多，加之阴部通风差，容易藏污纳垢，局部细菌常会乘虚而入。这样就会导致前列腺炎、前列腺增生、性功能下降。若不及时注意还会发生危险。因此，坚持清洗会阴部是预防前列腺炎的一个重要环节。

2. 防止受寒

秋冬季节天气寒冷，因此，应该注意防寒保暖。预防感冒和上呼吸道感染的发生；不要久坐在凉石头上，因为寒冷可以使交感神经兴奋性增强，导致尿道内压增加而引起逆流。

3. 绝对忌酒

饮酒可使前列腺及膀胱颈充血而诱发尿潴留。

4. 少食辛辣

辛辣刺激性食品，既可导致性器官充血，又会使痔疮、便秘症状加重，压迫前列腺，加重排尿困难。

5. 不可过劳

过度劳累会耗伤中气，中气不足会造成排尿无力，容易排尿困难。

6. 不可憋尿

憋尿会造成膀胱过度充盈，使膀胱逼尿肌张力减弱，排尿发生困难,容易诱发急性尿潴留,因此,一定要做到有尿就排。

7. 避免久坐

经常久坐会加重痔疮,又易使会阴部充血,引起排尿困难。经常参加文体活动及气功锻炼等,有助于减轻症状。

8. 适量饮水

饮水过少不但会引起脱水,也不利于排尿对尿路的冲洗作用,还容易导致尿液浓缩而形成不溶石。故夜间适当减少饮水,以免睡后膀胱过度充盈之外,白天应多饮水。

9. 慎用药物

有些药物可加重排尿困难,剂量大时可引起急性尿潴留,其中主要有阿托品、颠茄片及麻黄素片、异丙肾上腺素等。近年来,又发现钙阻滞剂和维拉帕米(异搏定)能促进泌乳素分泌,并可减弱逼尿肌的收缩力,加重排尿困难,故宜慎用或最好不用这些药物。

10. 及时治疗

应及时、彻底治疗前列腺炎、膀胱炎与尿道结石症等。

11. 按摩小腹

可以在临睡以前做自我按摩,以达到保健的目的。操作如下:取仰卧位,左脚伸直,左手放在神阙穴(肚脐)上,用中指、食指、无名指三指旋转,同时再用右手三指放在会阴穴部旋转按摩,一共100次。完毕换手做同样动作。肚脐的周围有气海、关元、中极各穴,中医认为是丹田之所,这种按摩有利于膀胱恢复功能,可以促使膀胱排空,减少残余尿量。会阴穴为生死穴,可以通任督二脉,按摩使得会阴处血液循环加快,起到消炎、止痛和消肿的作用。

前列腺炎篇

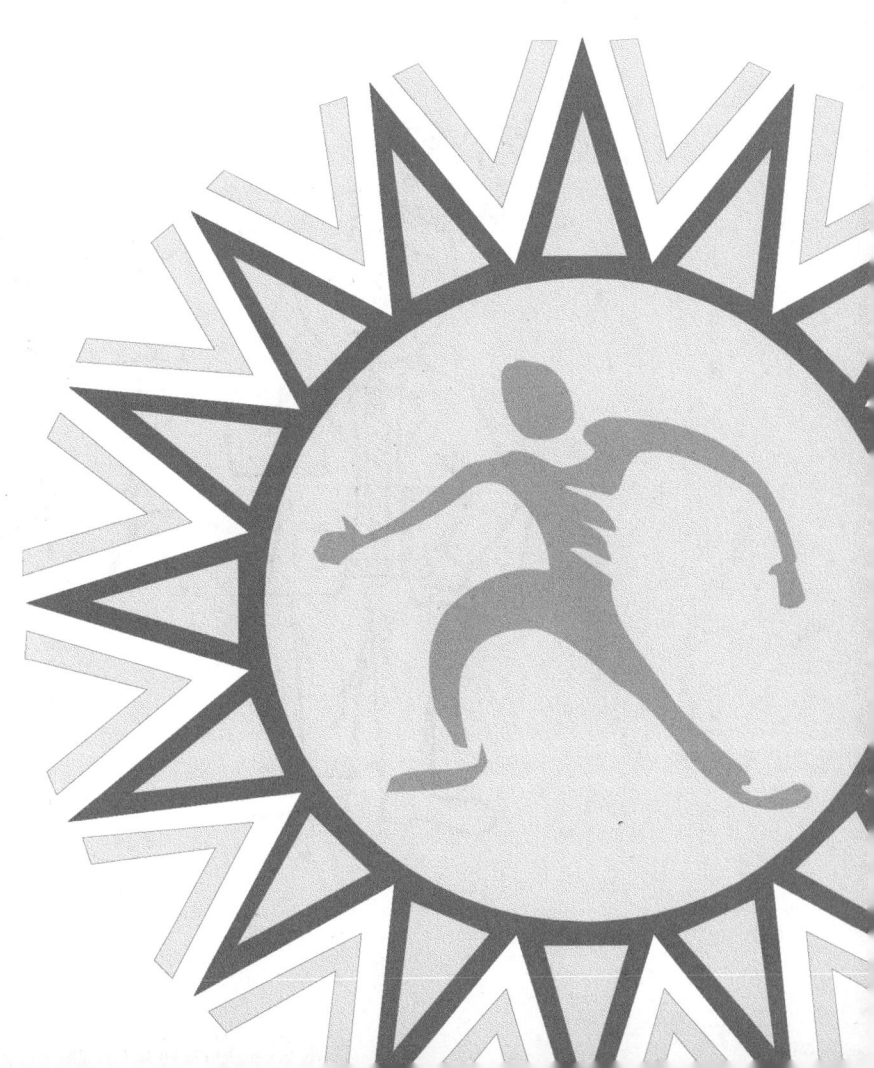

什么是前列腺炎

前列腺炎是成年男性的常见疾病,而且近年来发病率在迅速上升,严重困扰着患者的生活。由于前列腺炎的种类繁多、病因各异,所以前列腺炎的症状也有很多。那么前列腺炎到底是个什么病呢?

首先我们要认识到前列腺炎是有急性和慢性之分的,并且它们表现出的症状有着天壤之别。

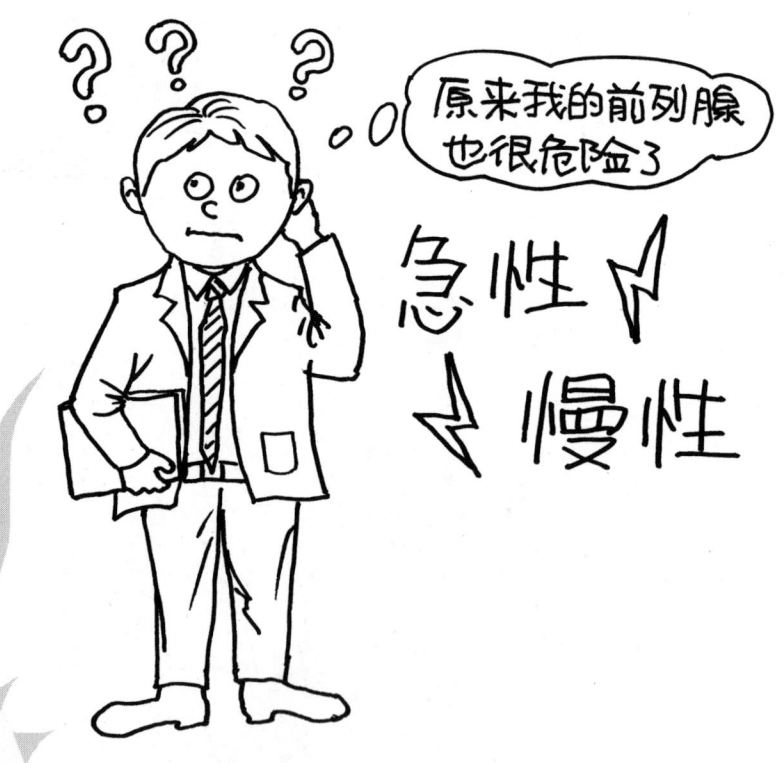

急性的前列腺炎可是个"急性子",其多见于青壮年,发病突然,它的全身症状有寒战、发热、头痛、恶心、食纳减退等;它的局部症状有尿频、尿急、尿痛等膀胱刺激征。此外,排出的尿液呈浑浊样,甚至还有出现肉眼血尿的可能,尿常规检查可以看到多量白细胞或脓细胞,验血可见白细胞增高。

慢性的前列腺炎似乎是个"慢性子",其发病缓慢,症状亦轻,但是它是影响患者生活质量的主要元凶,它的主要症状有尿频,排尿时尿道灼热痒痛,小便滴沥不尽,睾丸、会阴、腰骶等部位胀痛,尿道有白色分泌物溢出。如果不及时加以治疗,它便可能给患者造成更大的生活上的困扰,例如出现头晕、疲乏无力、夜寐不实、肢体酸软、阳痿、早泄等症状。

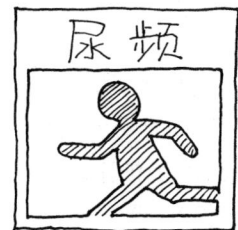 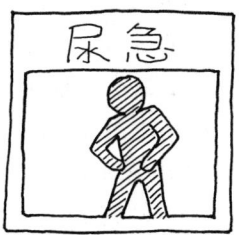 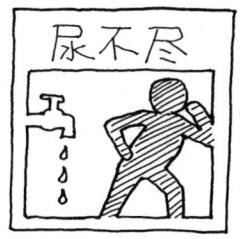

您还为此烦恼不堪吗?

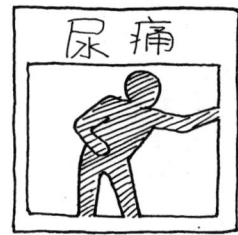 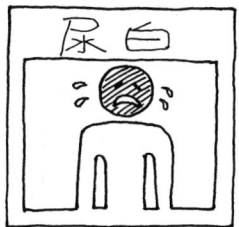 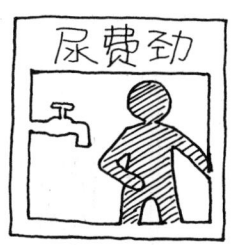

前列腺炎的早期"信号"是什么

我们都知道大多数疾病都会在比较早的时候向你的身体发出警报,告诉你应该要注意了,那么前列腺炎的早期"信号"是什么呢?

(1)尿频是前列腺炎的早期信号,最明显的早期迹象为夜尿次数增加,且随着尿路梗阻的进展而逐渐增多。

(2)尿意不爽,排尿后尿道内有隐痛或尿后淋沥、残尿滴出或下腹部不适等症状,这些均不属于正常人排尿后的生理感觉。

(3)前列腺炎的早期会出现尿线(流)变细,由于排尿能力减弱,尿线变细,尤其腺体增生使尿道口边缘不整齐,严重影响了尿线射流。

(4)排尿费力的前列腺炎的早期症状,尿道发生梗阻,尿液

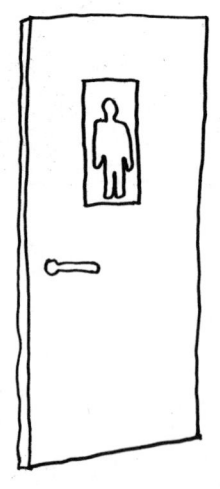
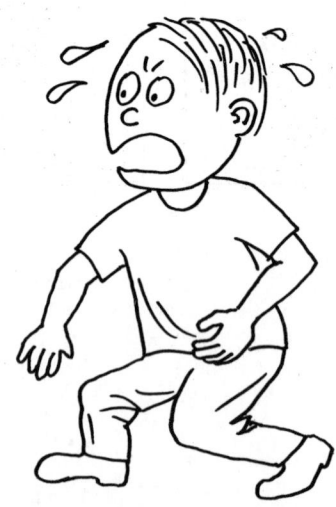

排泄的阻力就会增加,必须用力增加腹压,方能克服排尿阻力,因此排尿费力。

(5)尿液改变,有些患者由于前列腺充血或前列腺内血管扩张,使血管破裂出血,此时可见血尿。有的患者由于尿路梗阻,尿流阻滞,容易并发尿路感染,则可出现脓尿。

当然,前列腺炎的诊断是要靠前列腺液常规检查和B超检查进行确认的,尿液的变化只是前列腺炎的一种症状。

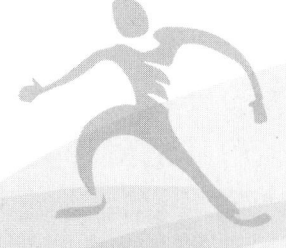

前列腺炎的感染途径、诱发因素与性接触的关系

1. 前列腺炎的感染途径和诱发因素

细菌性前列腺炎和非细菌性前列腺炎的感染途径有：①上行性尿道感染；②感染尿液排到后尿道时逆流到前列腺管；③直肠细菌直接扩散或通过淋巴管蔓延侵入前列腺；④血源性感染。

前列腺炎可以影响各个年龄段的成年男性。50岁以下的成年男性患病率高。此外，前列腺炎发病也可能与季节、饮食、性活动、泌尿生殖道炎症、良性前列腺增生或下尿路综合征、职业、社会经济状况以及精神心理因素等有关。前列腺炎的重要诱因包括：酗酒、嗜辛辣食品、不适当性活动、久坐引起前列腺长期充血；受凉、过劳导致机体抵抗力下降或特异体质；盆底肌肉受长期慢性挤压；导尿等医院性损伤等。

2. 前列腺炎与性接触的关系

前列腺炎是否会通过性接触传染取决于何种病原体引起的前列腺炎。急性前列腺炎的致病菌以大肠杆菌为主，其次为克雷伯杆菌、变形杆菌、葡萄球菌、肠球菌等，这些细菌多不会通过性接触传染。而淋球菌、真菌等病原体可以通过性接触传播导致前列腺炎。经尿道蔓延的急性前列腺炎有时可能合并支原体或衣原体感染，这类前列腺炎也具有传染性，可以通过性接触传染。

急性前列腺炎的病理变化和临床表现

1. 急性前列腺炎的病理变化

急性前列腺炎的病理变化主要是以前列腺腺体、腺泡、腺管和邻近的间质组织有多量多型核白细胞浸润为特点。其病理变化又因炎症类型不同而有所区别。

（1）卡他性前列腺炎（充血期）：感染由前列腺排泄管向腺腔蔓延，腺体内有充血、水肿及浆液纤维素性、血性或脓性渗出。腺腔内腺上皮有轻度炎细胞浸润，腺管上皮增生和脱屑。

（2）滤泡性前列腺炎（小泡期）：腺腔和腺管内腺上皮脱落，有脓细胞浸润，由于炎症发展而充血水肿加剧。腺管由于腺管上皮增生、充血、水肿和脱屑及细胞碎片凝块阻塞而狭窄闭塞，可形成局部多发性微小脓肿或小脓肿。整个腺体变软、肿胀而富有弹性。

（3）实质性前列腺炎（实质期）：病变再发展，间质内嗜酸性细胞浸润，微小脓肿增大，侵入更多的实质及周围基质，形成小脓肿。上皮坏死、脱落，腺腔因而不易分辨。炎症蔓延到一叶或整个腺体。这种情况以葡萄球菌感染所致前列腺炎较多见。

（4）前列腺脓肿、小脓肿逐步融合，最终成为局限性脓肿。

2. 急性前列腺炎的临床表现

急性前列腺炎的临床表现根据其不同的病理类型和感染途径而有所不同。卡他性前列腺炎和滤泡性前列腺炎可无自觉症状。实质性前列腺炎有典型的全身症状和局部症状。血行感染者发病突然，先有全身急性感染症状或脓毒血症，然后才出现局

部症状。尿路感染引起的前列腺炎则常有明显的膀胱刺激症状,然后才出现全身症状。急性前列腺炎的主要表现有以下5种:

(1)全身症状:乏力虚弱、厌食、恶心呕吐、发热寒战、虚脱或败血症表现。

(2)局部症状:会阴或耻骨上区有重压感,久坐、排便加重,且向腰部、下腹、背部、大腿根部放射。

(3)尿路症状:排尿时灼痛、尿急、尿频、尿后滴沥或见脓尿,严重时可出现排尿不畅、尿流变细,甚至引起尿潴留。

(4)直肠症状:直肠胀满、便急或排便痛,大便时尿道流白。

(5)性功能障碍:性欲减退、性交痛、阳痿、血精等。

如何判断前列腺炎的类型

前列腺炎有急性和慢性之分,但这些并不能很好地指导患者进行治疗。下面简要地为大家介绍前列腺炎的类型。

要确定是否患上了前列腺炎,除了有一些明显的不适的症状,例如尿频、尿急、排尿灼烧等之外,同时还需要一些辅助性的检查,比较常用的检查有前列腺液及尿液的检测,必要的时候还可能要进行尿液细菌学检查。

急性前列腺炎(Ⅰ型前列腺炎),又称急性细菌性前列腺炎,要确定是否患上急性前列腺炎不是件难事,根据寒战、发热、疲乏无力等全身症状,再加以医院常规检查,就可以很快判断出来的。

慢性前列腺炎,它的分类相比急性前列腺炎就要复杂得多,这时,做一些相关检查,例如前列腺液及尿液的检测,就能给予提示作用。

(1) 当前列腺液及尿液均提示有异常的话,具体指示是:前列腺液中的白细胞的数量变多了(>10个/HP),同样白细胞在尿液也存在数量的增多,这时就能确诊患上了慢性前列腺炎。

这个时候还可以做进一步的检查——尿液细菌的检查,如果又发现某某细菌的话,这时的慢性前列腺炎就叫慢性细菌性前列腺炎(Ⅱ型前列腺炎)。

如果尿液细菌的检查的结果是正常的,这时可诊断为慢性非细菌性前列腺炎。

(2) 如果上述检查都是正常的,但患者又表现较明显的症状,如骨盆区域疼痛,包括会阴、阴茎、肛周部、尿道、耻骨部或腰骶部等部位。这时就属于慢性前列腺炎中的另一类,称之为慢性骨盆疼痛综合征(Ⅲ型前列腺炎),这一类是前列腺炎中最常见的类型,约占慢性前列腺炎的90%。

(3)还有一类前列腺炎患者,平时没有任何症状,只是偶然一次前列腺液检查,发现前列腺液中白细胞升高,这在医学上称为无症状性前列腺炎(Ⅳ型前列腺炎)。

导致前列腺炎的原因

前列腺炎的病因及发病机理十分复杂,治疗也较为棘手,故世界卫生组织将该病称为"21世纪病"。那么,导致前列腺炎到底有哪些原因呢?

1. 心理因素

人的心理活动是非常复杂的,现在人们的心理普遍都比较浮躁,因各种因素的影响,焦虑、急躁、抑郁等不健康的心理活动增多,这些心理活动可使得人体免疫水平下降。实验证明,一个怀着长期压抑情绪的人,他的血液中免疫球蛋白的水平比正常人低,他患感冒、胃溃疡、前列腺炎,甚至癌症的可能性就比正常人大得多。

2. 生物因素

(1)各种病原微生物的感染,病毒、支原体、衣原体、细菌、螺旋体、真菌、滴虫等都可以致病,主要的途径是尿路感染,上行性的感染尿从尿道前列腺部逆行蔓延到前列腺腺管中,引起有菌性的炎症。

(2)生物因素还包括机体的免疫能力状况,机体免疫力正常时,即使泌尿道中有病原体,它也不会感染致病;相反,如机体免疫力下降了,正常存在于泌尿系统中的不致病的细菌,也会使人致病。

3. 社会因素

主要是不良的生活习惯,或叫不良的生活方式。

（1）酗酒：俗称"喝大酒"。在医学上专有名词叫"酒精依赖"。有些人对酒特亲、爱酒。喝酒的时候可以使得全身的毛细血管充血，造成轻度的水肿，前列腺也不例外，而前列腺周围都是肌肉纤维结缔组织，所以水肿主要是向腺体内肿，故容易被感染和出现前列腺增生。

（2）吃辣椒等刺激性食物：吃辣椒后可以刺激消化道，使泌尿道充血，容易引发便秘，这些都是对前列腺局部代谢十分不利的，都可以诱发炎症的发生。

（3）久坐：有些是职业上的原因，如长途车司机；有些是习惯，如坐着打麻将，一坐4~5个小时，一方面腹压对前列腺的压力加大，一方面，坐姿时，前列腺体处于水平位上，它的尿道前列腺部和开口于它的前列腺腺管处于同一平面位置上，故如尿中有菌，容易逆行入腺管造成炎症。

（4）不爱喝水：正常人一般要求一天至少要喝7杯水，约2 000毫升。有些人不知道，认为我也不渴，干嘛要喝水呢？其实，等到您感觉到渴的时候已经缺水了，已经有了代谢上的轻微障碍了，所以不能等到渴了才喝水。不渴也要喝水，每天早晨起来先喝1杯或2杯凉白开，是个好习惯。对前列腺病的形成来说，不喝水，尿就浓缩，尿中的有害有毒物质聚积，这就容易回流入前列腺管造成危害致病，所以，不爱喝水的人容易得前列腺病。

（5）长期习惯性便秘：因为解剖位置上的特点，前列腺的后叶紧贴着直肠，如果便秘，粪块在直肠中向前挤压前列腺，使其局部血循环障碍。另外，便秘会产生一些毒素，进入血液会引起全身功能障碍，降低机体免疫水平。

（6）着凉：尤其是脚底下着凉，这会影响前列腺部位的血液循环，这用中医的理论比较好解释，前列腺属"肾"，而肾主寒，如着凉则易伤肾，诱发前列腺病的发生。

（7）个人卫生：尤其是生殖泌尿器官集结的下身部位，清洁卫生不好，很容易引起尿路感染而诱发前列腺病。

（8）性生活不当：一种是过频，使用过度，因为性生活时前列腺要大量分泌前列腺液,所以会充血、水肿、肌肉收缩,而一般情况下,需 24～48 小时充血水肿才能消除(时间长短和年龄有密切关系)。如果性生活过频,前列腺充血、水肿还没有恢复,又让它工作,又充血、水肿,就会造成病理变化。长期这样,就发生炎症,这是最常见的。手淫也好,性生活也好,只要不过频都是无害的,是生理性的。但如果过频,就是致病因素了。另一种是长时间禁欲,这也不可取,因为长时间禁欲也会反射性引起性器官的充血,当然其中也包括前列腺腺体了。所以,性生活不当,可以说是很重要的一种病因。

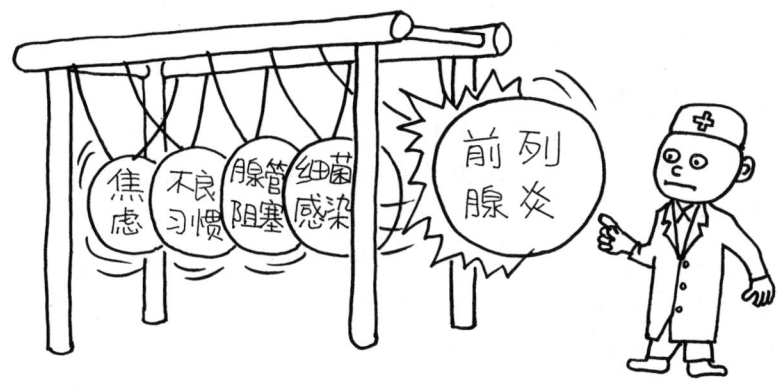

急性前列腺炎的病因

一般来说，急性前列腺炎是青壮年男性泌尿生殖系统的常见病，与慢性前列腺炎相比，急性前列腺炎的发病率较低。但是，随着寒冬季节的来临，气温急剧下降，急性前列腺炎的发病率也呈直线上升态势。

这究竟是为什么呢？

导致急性前列腺炎的因素有很多，如性生活过频、久坐、喝水少、常憋尿等。而急性前列腺炎在冬季突然高发的原因主要有以下几点。

（1）冬季气温逐渐下降，许多男性朋友因未注重保暖，使局部受凉，从而诱发急性前列腺炎，生殖泌尿系统疾病很多都具有这一特点，例如急性前列腺炎、精囊炎、尿道炎等，一般都是在患者身心疲劳、免疫力下降时悄然侵入。

（2）由于气温较低，尤其是寒冷的冬季，很多男性朋友都会尽量减少外出活动和进行体育锻炼，长时间待在室内，或工作，或进行看电影、打麻将等休闲活动，长时间保持坐姿，使得前列腺受到长期的压迫而充血、水肿，诱发急性前列腺炎。这也解释了为何急性前列腺炎患者以办公室白领为多。

（3）食用辛辣食物也是导致急性前列腺炎的一大病因。辣椒、大葱、大蒜、胡椒以及酒类等辛辣刺激性食品会导致血管扩张和器官充血，轻度的血管扩张能够加快血液循环，前列腺的血管持续扩张，前列腺长期处于充血的状态，就会诱发急性前列腺炎。

广大男性朋友在冬季要注意保暖，因为寒冷使交感神经兴奋性增强，会导致前列腺腺体收缩，腺管和血管扩张引起充血。

还要避免久坐,冬季室外活动相对减少,而在温暖的室内打麻将、玩扑克、看电视成为很多男性的娱乐活动,这样对前列腺的压迫极大,应注意起身活动,使得前列腺得到放松。

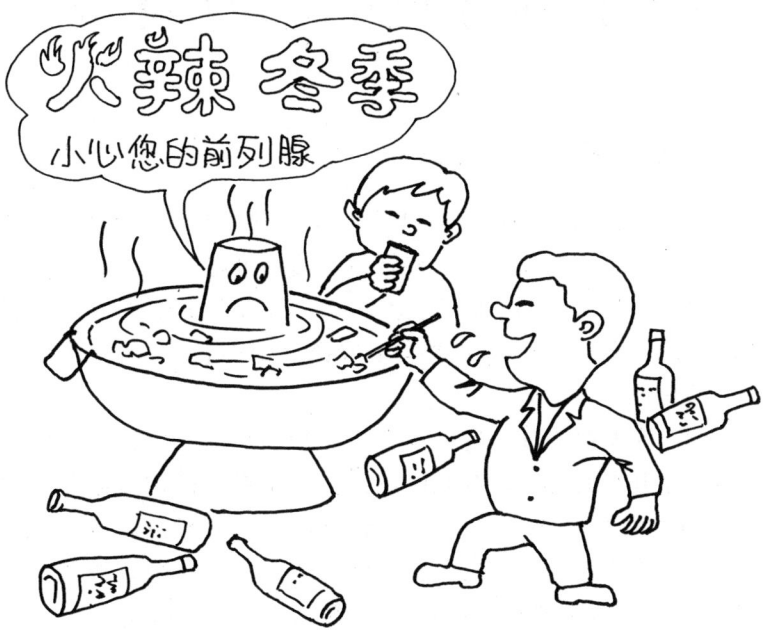

急性前列腺炎的治疗及预后

1. 急性前列腺炎的治疗

由于急性前列腺炎是一种严重而剧烈的疾病,所以应立即进行治疗。下面简要介绍一些常规的治疗策略。

(1)一般治疗:应卧床休息3~4天,适当饮水,禁忌饮酒和食用刺激性食物。可行热水坐浴或会阴部热敷,并保持大便通畅。禁忌性生活。

(2)抗生素治疗:当患者全身症状明显,体温较高,血中白细胞明显升高时,应通过静脉给药,使用1周后改用口服药直到1个月;当患者全身症状不重,体温及血象正常时,可口服给药,一般疗程为1个月。应选用能够弥散进入前列腺内且快速有效的抗感染药物,迅速控制症状,以防转为慢性前列腺炎。

(3)综合治疗:前列腺的特殊位置和结构决定了单纯的药物治疗效果不佳,它的外层有脂质包膜,是药物的屏障,一般的药物很难达到局部,起不到应有的作用和疗效。药物经过层层屏障才能到达病灶部位,药效已所剩无几,因此,效果极为缓慢且低效,且临床应用这些方法只能起到改善作用,所以,在临床上,一般采取综合治疗措施,内服足量抗生素进行抗炎杀菌治疗。

(4)对症治疗:如发生高热,应对症给予退热药,如消炎痛栓、阿司匹林等。如膀胱刺激症状明显,可选用:普鲁本辛15~30 mg口服,每日3次;哌唑嗪2 mg,口服,每日2次。如发生排尿困难或尿潴留,应行暂时性耻骨上膀胱穿刺造口以引流尿液,或采用细软的硅胶导尿管留置导尿。

(5)手术治疗:如果急性前列腺炎已形成前列腺脓肿,则应经直肠或经会阴部行切开引流术。如果脓肿局限于前列腺内，可用尿道镜行前列腺穿刺排脓术，然后注入广谱抗生素。

2. 急性前列腺炎的预后

急性前列腺炎经及时积极治疗后大多数可以痊愈，较少患者产生脓肿，急性期如治疗不彻底，可演变为慢性。主要转归如下：

（1）痊愈：全身症状消失，局部肿胀消退，无触痛，前列腺液检查连续3次正常。

（2）迁延：

① 隐性感染，因无明显症状而失治或延误治疗后转为慢性前列腺炎。

② 重度炎症或脓肿切开后，炎症未彻底治愈，一般症状不明显，遇有诱因则急性发作或转为慢性。

③ 急性前列腺炎一般6个月未治愈，即转为慢性前列腺炎。

中医对急性、慢性前列腺炎的认识

1. 中医对急性前列腺炎的认识

（1）前列腺炎症急性期主要表现为尿急、尿频、会阴部胀痛，严重者可有恶寒发热，属中医"热淋"范畴，其主要病因、病机包括以下几条：

① 外感热毒，蕴结不散，流注下焦，气血壅滞，经脉阻隔，膀胱气化不利，而成淋浊之证。

② 饮食失节，过度饮酒或房室不洁，致湿热内生，蕴于精室。

③ 房室太过，或强忍不泄，致肾精亏耗，阴虚火旺，相火妄动，引动下焦之湿热而致此病。

（2）临床上可分为以下两型：

① 湿热下注型：初起寒热交作，小便频急不爽，尿道灼热刺痛，或伴血尿，会阴坠痛，口干口苦而黏，大便秘结，少腹胀急，脉滑数，舌红苔黄腻。

② 热毒壅盛型：中期高热不退，口渴喜饮，会阴部红肿热痛，尿少，甚至尿闭，或有脓血尿，尿道灼痛，腹胀痛，大便秘结或里急后重，脉弦数，舌红苔薄黄。

（3）中医治疗原则：临床治疗以清热解毒为原则，辅以凉血活血、利湿排浊等法。清热解毒、凉血活血是本病的治疗法则。热毒蕴结，前列腺炎症状出现急骤、显著；正气抗邪，腺体内有大量白细胞浸润；热迫血行，灼伤血脉，血脉瘀滞不通，前列腺急性充血、肿大、灼热、疼痛。前列腺腺管开口于前列腺尿道，感染常经尿道所致，炎症亦常波及尿道，故膀胱刺激征明显者，需佐以清热利湿之品。前列腺由于受炎症刺激，分泌大量腺液，但由于腺体充血水肿,腺管排泄不畅,故尿道流分泌物者,需佐以消肿排浊之品。

2. 中医对慢性前列腺炎的认识

中医从宏观分析病因、病机入手来确定慢性前列腺炎的属性。治疗是以药物属性来治疗疾病属性,即"寒者热之"、"热者寒之"、"实者泻之"、"虚者补之"等。所以,中医根据病机与治法,就可找到相应的方药。

根据临床表现,慢性前列腺炎属中医学的"劳淋"、"白淫"、"精浊"等范畴。病机为嗜烟、酒、辛辣、肥甘厚味,以致损伤脾胃,酿生湿热,流注下焦;房事不洁,直接染毒,湿热毒邪逆行,以致留驻下焦;社会和环境因素,传媒刺激等影响,性欲得不到正常疏泄,频繁手淫,房事不节,或忍精不泄,致前列腺反复充血,蕴久酿毒,阻于经络;或情志不畅,郁怒伤肝,肝郁气滞,久则血行不畅而致气血凝滞,气血凝滞又加重湿热毒邪形成。

前列腺脓肿的诊断、治疗及预后

1. 前列腺脓肿的诊断

急性前列腺炎患者如症状迁延7~10天以上，体温持续升高，白细胞计数及中性增高，应怀疑形成前列腺脓肿，脓肿多见于40~60岁的中老年患者，以直肠症状及尿潴留较为多见。诊断前列腺脓肿应从以下几方面考虑。

（1）直肠指诊腺体明显增大，可累及一叶或二叶，不对称，压痛剧烈，质软有波动，脓肿破溃而脓液排出后成一空腔，直肠指诊时局部有凹陷感。

（2）尿道镜检查见稠厚脓液流出。

（3）尿道造影见一侧之脓肿使尿道移位，造影剂溢流到尿道外或造影剂滞留。

（4）经会阴部穿刺或经尿道镜穿刺可有脓液吸出，即可诊断。

（5）B超检查前列腺区有暗区反射，形态不规整，包膜光带不整齐，不连续。

前列腺脓肿的脓液培养大部分为金黄色葡萄球菌，应注意寻找有无原发病灶。

2. 前列腺脓肿的治疗及预后

目前，前列腺脓肿的治疗主要包括保守治疗和手术治疗两种。

（1）保守治疗：

① 药物治疗，同急性前列腺炎，抗生素最好在脓液培养和药

物敏感性试验后选用,以促进炎症的吸收,消除和控制炎症。

② 前列腺脓肿可采用局部热疗,简便常用的方法如蜡疗或热水袋置下腹部、会阴部做热敷,增加局部血液循环,促进脓肿局限,炎症消散,但应防止烫伤。

(2) 手术治疗:如果经过保守治疗无效时,应及早去除脓液。可经会阴部、直肠或尿道穿刺排脓,同时注入抗生素。如经穿刺排脓症状不改善,或日渐加重,则可经同样路径,作切开排脓。

前列腺脓肿如治疗及时得当,则预后良好。如急性期治疗不彻底,可以引起附睾炎、精囊炎,也可以转为慢性前列腺炎。

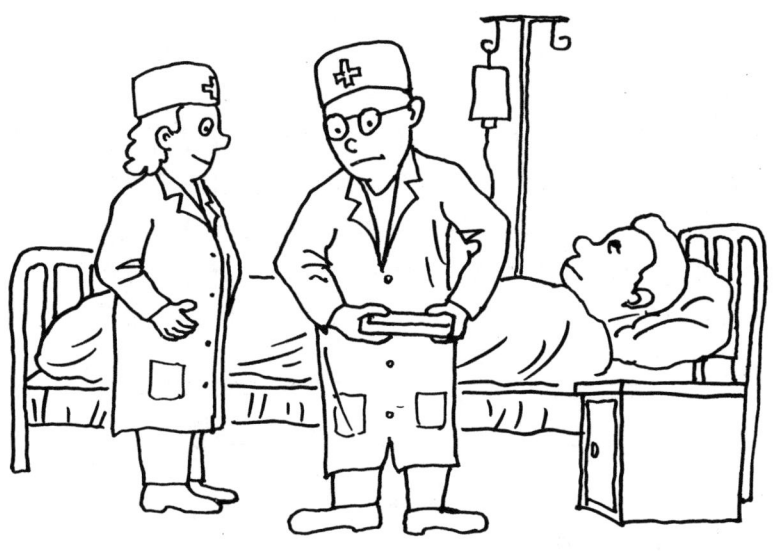

慢性前列腺炎的发病因素

与急性前列腺炎相比,慢性前列腺炎的发病因素较为复杂。

1. 前列腺充血和前列腺分泌物淤积

患者发病往往不是由于细菌感染或微生物入侵所造成的,各种不同原因引起的充血特别是被动充血,都会形成炎症反应并诱发前列腺炎,是前列腺炎重要的致病因素。性生活过度节制,也会产生长时间的自动兴奋,从而造成被动充血。直接压迫会阴部、骑自行车、骑马、久坐等都可导致会阴部反复损伤和前列腺充血,尤其以长时间骑自行车最为常见。不健康的生活方式也可能导致慢性前列腺炎,如酗酒、贪食油腻食物等不良生活习惯容易导致湿热内生,淤积于生殖器官而使其充血并引起性

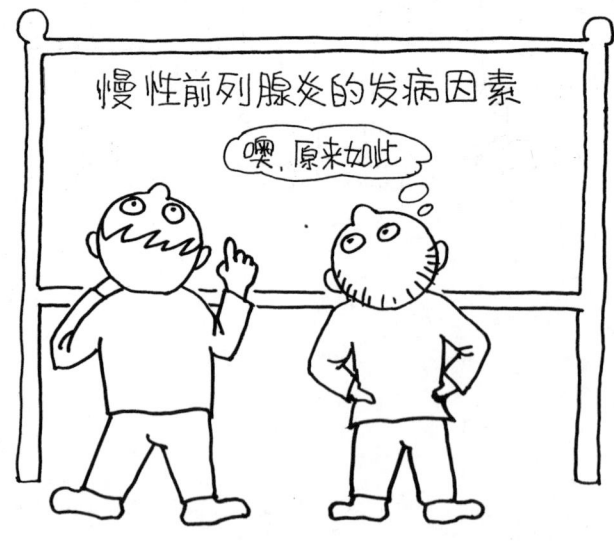

兴奋。感冒受凉可引起人体的交感神经兴奋,导致尿道内压增加、前列腺管收缩而妨碍前列腺液排泄,产生淤积性充血。

2. 尿液刺激

尿液中含有多种酸碱性化学物质,当患者局部神经内分泌失调,引起后尿道压力过高、前列腺管开口处损伤时,就会造成尿酸等刺激性化学物质返流进入前列腺内,诱发慢性前列腺炎。

3. 微生物感染

各种微生物如细菌、原虫、真菌、病毒等都可成为致前列腺炎的感染源,其中又以细菌最为常见,如淋球菌、非淋球菌等。细菌的侵入途径主要有三种:一是血行感染,临床上发现,细菌性慢性前列腺炎90%以上是由于微生物感染所致;二是淋巴感染,例如下尿路感染和结肠、直肠的炎症可通过淋巴管道而感染前列腺,产生炎症;三是直接蔓延,男性排尿时,尿液要经过前列腺,尿中的细菌可直接进入前列腺,从而导致前列腺感染。

4. 精神心理因素

专家发现,50%的非细菌性慢性前列腺炎患者有焦虑、抑郁、恐惧、悲观等过度紧张的症状。而伴有疼痛及神经衰弱的前列腺炎患者常常过于夸大躯体的不适和疼痛,自觉症状往往大于实际病情,这种情况被称为"紧张型前列腺炎"。而心理因素又与年龄的大小有关,年轻患者精神负担明显重于年龄大的患者,这种情况往往直接影响到药物治疗的效果。

5. 免疫性因素

研究表明,慢性前列腺炎与自身免疫因素有一定关系。有专家曾在一些关节炎患者的身上发现"抗前列腺抗体"的存在。这类患者往往是因先天或后天免疫缺陷而产生抗前列腺抗体,从而导致前列腺组织损伤。如果患者经过检查没有发现细菌和病毒感染,可考虑免疫性因素的存在。

慢性无菌性前列腺炎的发病过程与病原体感染的关系

慢性无菌性前列腺炎的发病机制未明,存在广泛争议。可能是多种病因同时起作用,其中一种或几种起关键作用;或者是许多不同的疾病,但具有相同或相似的临床表现;甚至这些疾病已经治愈,而它所造成的损害与病理改变仍然持续独立起作用。

其病因十分复杂,多数学者认为其主要病因可能是病原体感染、炎症和异常的盆底神经肌肉活动和免疫异常等共同作用的结果。慢性前列腺炎患者常规前列腺液检查中有白细胞增多,但涂片及培养都未能分离出病原体,但仍可能与某些细菌、沙眼衣原体、支原体等病原体感染有关,有研究表明其局部原核生物 DNA 检出率可高达 77%。临床某些慢性炎症为主、反复发作或加重的"无菌性"前列腺炎,可能与厌氧菌及细菌变异为 L 型有关。沙眼衣原体、支原体、寄生虫、真菌、病毒、滴虫、结核分枝杆菌等也可能是该型的重要致病因素,但因缺乏可靠证据,至今尚无统一意见。

焦虑、压抑、多疑可导致慢性前列腺炎

慢性前列腺炎是影响男性健康的一个重要疾病,心理因素在慢性前列腺炎发病中的作用越来越受到相关医者的重视,并围绕两者之间的关系进行了大量研究。国外研究认为,慢性前列腺炎早期的疼痛和排尿症状与抑郁有关,情绪紧张和抑郁是慢性前列腺炎发生、发展及迁延不愈的潜在重要因素。国内研究发现,慢性前列腺炎患者的个性特征多倾向于神经质,心身症状表现为躯体化、焦虑、恐惧、精神病性、抑郁等,与疼痛、神经衰弱、年龄、病程等显著相关。慢性疼痛导致慢性前列腺炎患者普遍存在抑郁和焦虑情绪。伴有性功能障碍者,精神压力增加,导

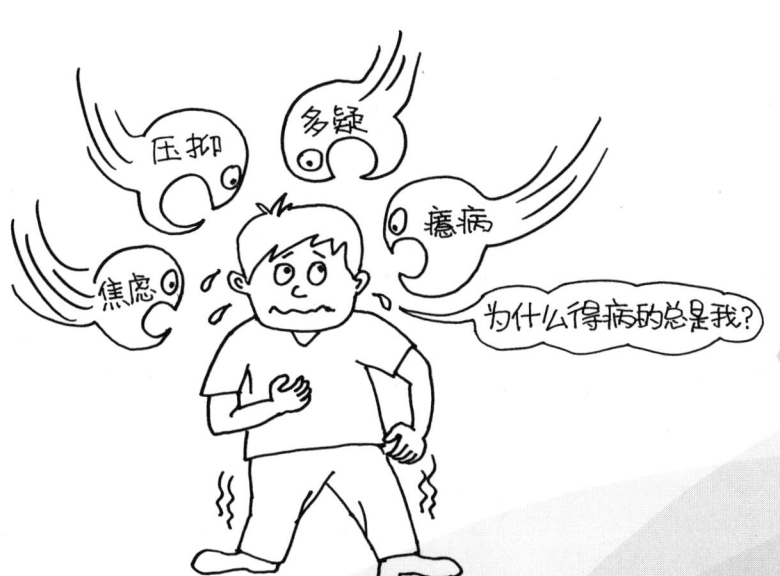

致心理症状明显。当性功能改善后，心理症状也随之减轻。

患了前列腺疾病后自己忍着，容易产生焦虑、抑郁、恐怖等悲观心理。患者只有面对现实，及时求医，向医生如实告知自己疾病的症状和相关病情，才能预防和扫除心理障碍，积极配合治疗。应有健康的性意识和良好的性行为。有的患者因有不当性行为，不愿到正规医院求治；有的患者出现了性功能障碍，由于担心影响夫妻关系和生育，而终日心神不定，惴惴不安。这些心理障碍和情绪会使患者的精神负担加重，直接影响治疗，而且会导致疗效越来越差。因此，这类慢性前列腺炎患者应积极和彻底纠正自己的不良性行为，重新树立健康向上的性观念和性意识，从精神上得到彻底解脱。

久坐与慢性前列腺炎的关系

从生理学观点讲,久坐可以使血液循环变慢,尤其是会阴部的血液循环,长时间久坐不动会造成对前列腺的直接压迫而导致前列腺充血,使局部的代谢产物堆积、前列腺的腺管阻塞、前列腺液的排泄更加困难,从而导致慢性前列腺炎的发生。骑自行车、骑摩托车、骑马等骑跨动作与久坐的道理是一样的,况且骑跨动作较坐位更直接压迫会阴与前列腺部位,直接造成前列腺充血与淤血,尤其是长途骑车更是如此,可以出现会阴部麻木、疼痛、排尿时尿道疼痛、排尿困难、腰部酸痛等症状,这也是我国男性慢性前列腺炎发生的主要诱因之一。一般持续骑车应在 30 分钟以内,若路途遥远,应在骑车途中适当下车活动或休

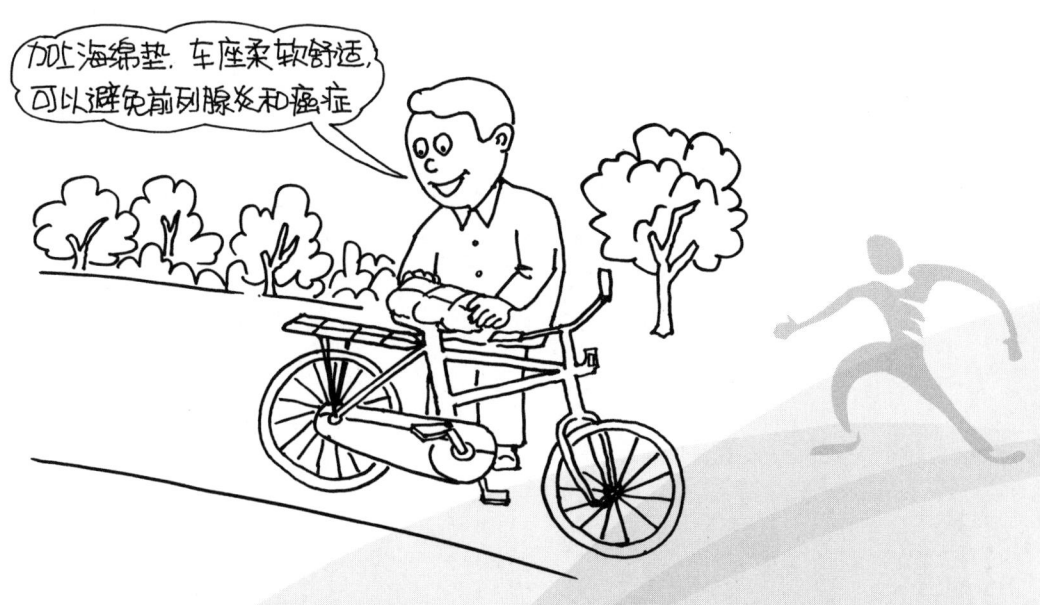

息后再走。适当调整车座的角度,前部不要过高,也可以加上海绵垫,使车座柔软舒适,以减少对前列腺的压迫和刺激,避免前列腺炎的发生或加重。临床流行病学调查也发现,在慢性前列腺炎患者中,汽车司机占较大比例,并且不易治愈,这充分说明了长时间久坐容易导致前列腺炎。已经患有慢性前列腺炎的人更加应该注意。因此,从事这方面工作的人,要认识这一现象,在工作中不要长时间的久坐不动,在工作之余适当休息,并及时变换体位,可改善前列腺局部充血,减少或避免慢性前列腺炎的发生。

为什么慢性前列腺炎迁延难愈

慢性前列腺炎是男科常见疾病,其症状多样且常反复发作,时轻时重,有些患者经多方治疗但一直未能根治。为什么慢性前列腺炎如此难治?目前认为应从以下几个方面考虑。

(1) 前列腺炎发生的原因复杂,各地甚至一个医院里不同医生对慢性前列腺炎的认识和治疗理念也不尽相同,因此,治疗效果有差距。

(2) 前列腺位置较深,其分泌物要经前列腺管排入尿道,有些前列腺管与尿道呈直角或斜行进入尿道,分泌物不容易排出,因此,在发生感染时,易造成腺管堵塞,因引流不畅而使炎症不易消退。

(3) 慢性前列腺炎常与精囊炎、尿道炎、膀胱炎等同时存在,互为因果。

(4) 前列腺表面有一层脂质包膜,大多数抗菌药物难以透过包膜进入腺体,很难达到有效的抑菌浓度。

(5) 慢性前列腺炎多发于中青年男性,这一年龄段正是性生活的频繁期,性冲动可引起前列腺的反复充血,过频的性生活也易引起细菌逆行重复感染。但不过正常性生活对前列腺炎治疗也不利,应该保证每周1~2次,促进前列腺液排除,因为前列腺液长时间淤积,就会成为细菌的培养基。

(6) 大多数慢性前列腺炎患者都尝试过多种治疗方法,如抗生素、理疗及前列腺注药等,但不系统的使用抗生素,可使细菌产生抗药性;盲目的前列腺注射及热疗可使腺组织硬化并形成瘢痕,不利于炎症引流。加之患者大多有不同程度的精神紧张及焦虑,这些都为前列腺炎的治疗增加了困难。

慢性前列腺炎症状积分指数（NIH‐CPSI）

慢性前列腺炎的临床症状十分复杂，这些症状大多是依靠患者对主观感受的表述来判断的。但是患者在表述这种主观感受时，往往因受到社会背景、风俗习惯、医疗条件、患者的知识面及心理因素等多方面的影响而难以准确评估。症状评分系统可以了解并量化患者的临床症状以及对治疗效果的评估，其中，美国国立卫生研究院（NIH）的慢性前列腺炎症状指数（NIH‐CPSI）在临床上广泛使用。该评分系统包括9个问题，可以研究前列腺的三个症状，并具有稳定性、可重复性、高度的辨别性和一定的心理测试性质。第一部分评估疼痛部位、频率和严重程度，由问题1～4组成（0～21分）；第二部分为排尿症状，评估排尿不尽感和尿频的严重程度，由问题5～6组成（0～10分）；第三部分评估对生活质量的影响，由问题7～9组成（0～12分）。三部分的总积分越高，患者的临床症状或病情就越严重。

第一部分　疼痛部位、频率和严重程度

1. 在过去一周里，在下述部位有过疼痛或不适吗？
   a. 在直肠（肛门）和睾丸（阴囊）之间，即会阴部。
   　　　　　　　　　　　　　　　　　　是（　）1　否（　）0
   b. 睾丸。　　　　　　　　　　　　　　是（　）1　否（　）0
   c. 阴茎的头部（与排尿无相关性）。　　是（　）1　否（　）0
   d. 腰部以下，膀胱或耻骨区。　　　　　是（　）1　否（　）0
2. 在过去一周里，你是否经历过以下事件。
   a. 排尿时有尿道烧灼感或疼痛。　　　　是（　）1　否（　）0

b. 在性高潮后(射精)或性交期间有疼痛和不适。

　　　　　　　　　　　　　　　　　是( )1 否( )0

3. 在过去一周里是否总是感觉到这些部位疼痛或不适。

　　a. 从不　　　　　　　　　　　　　　　( )0

　　b. 少数几次　　　　　　　　　　　　　( )1

　　c. 有时　　　　　　　　　　　　　　　( )2

　　d. 多数时候　　　　　　　　　　　　　( )3

　　e. 几乎总是　　　　　　　　　　　　　( )4

　　f. 总是　　　　　　　　　　　　　　　( )5

4. 下列哪一个数字最可以描述你过去一周内发生疼痛或不适时的"平均程度"。

( )	( )	( )	( )	( )	( )	( )	( )	( )	( )	( )
0	1	2	3	4	5	6	7	8	9	10

"0"表示无疼痛,依次递增到最严重为"10"表示可以想象到最严厉的疼痛。

第二部分　排尿症状

5. 在过去一周里,排尿结束后,是否经常有排尿不尽感。

　　a. 根本没有　　　　　　　　　　　　　( )0

　　b. 5次中少于一次　　　　　　　　　　( )1

　　c. 少于一半的时间　　　　　　　　　　( )2

　　d. 大约一半的时间　　　　　　　　　　( )3

　　e. 超过一半的时间　　　　　　　　　　( )4

　　f. 几乎总是　　　　　　　　　　　　　( )5

6. 在过去一周里,在排尿后少于2小时时间内是否经常感到又要排尿。

　　a. 根本没有　　　　　　　　　　　　　( )0

　　b. 5次中少于一次　　　　　　　　　　( )1

　　c. 少于一半的时间　　　　　　　　　　( )2

　　d. 大约一半的时间　　　　　　　　　　( )3

e. 超过一半的时间 ( )4
f. 几乎总是 ( )5

第三部分　对生活质量的影响

7. 在过去一周里,你的症状是否总是影响你的日常工作。
   a. 没有 ( )0
   b. 几乎不 ( )1
   c. 有时 ( )2
   d. 许多时候 ( )3

8. 在过去一周里,你是否总是想到你的症状。
   a. 没有 ( )0
   b. 几乎不 ( )1
   c. 有时 ( )2
   d. 许多时候 ( )3

9. 如果在你以后的日常生活中,过去一周出现的症状总是伴随着你,你的感觉怎么样?

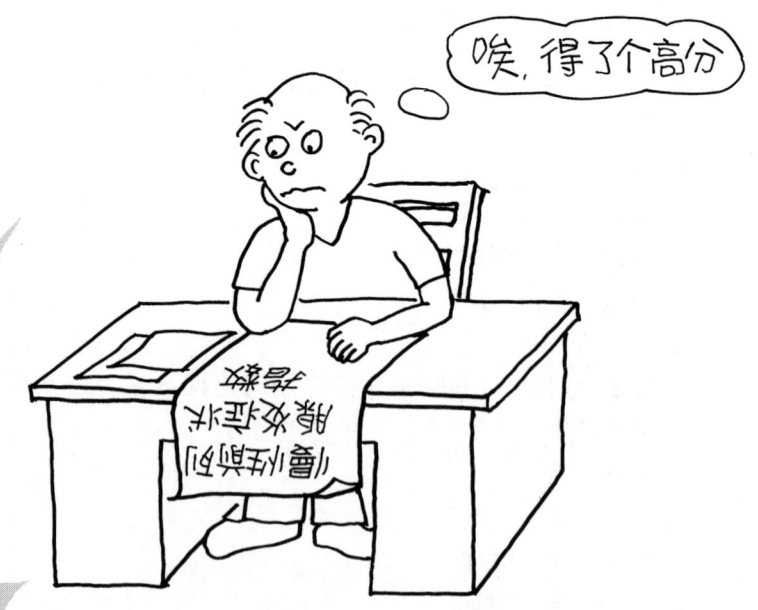

a. 快乐 ( )0
b. 高兴 ( )1
c. 大多数时候满意 ( )2
d. 满意和不满意各占一半 ( )3
e. 大多数时候不满意 ( )4
f. 不高兴 ( )5
g. 难受 ( )6

积分评定：

疼痛或不适：1a＋1b＋1c＋1d＋2a＋2b＋3＋4＝

排尿症状：5＋6＝

对生活质量影响：7＋8＋9＝

合计：

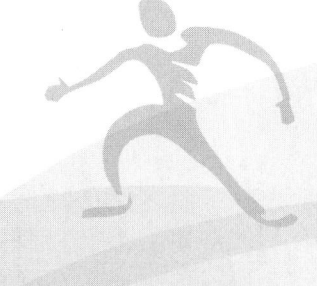

慢性前列腺炎的症状、诊断标准及与前列腺结石的关系

1. 慢性前列腺炎的症状

前列腺炎像感冒一样常见，也像感冒一样没有很好的治疗方法，尤其是慢性前列腺炎，治疗难度大。为什么慢性前列腺炎治疗难度大呢？很重要的一个原因就是由于慢性前列腺炎症状变化多端，甚至很多症状都不典型，有些患者前列腺中含有大量的脓细胞却无症状，而且有些患者前列腺检查正常或接近正常，但临床症状却很严重。常见症状可以归纳为以下5种。

（1）排尿不适。这是所有前列腺炎患者都会出现的症状，在排尿的时候会出现尿道灼痛，同时还会伴有尿频的情况。并且在早上起床的时候，尿道口会有黏液、黏丝及脓液分泌，尿液混浊或小便后流白。如果情况严重的患者，在小便的时候不仅会出现排尿困难，还会出现终末血尿等情况。

（2）局部症状。对于患有前列腺炎的患者来说，慢性前列腺炎症状不仅仅表现在排尿的问题上，同时还表现在后尿道、会阴及肛门等部位的症状。这些部位在排尿的时候会出现各种不适，例如有重压感、下坠感或饱胀感，特别是在下蹲排便的时候这些不适的症状会更加明显。

（3）放射痛。男性一定要注意，如果在你的阴茎、睾丸、阴囊、腹股沟、会阴、大腿、臀部、直肠等部位出现放射性疼痛的时候，就一定要注意了，这提醒你很有可能患了慢性前列腺炎。这是由于在前列腺或精囊中有丰富的交感神经支配，如果发生炎症的话就会导致腺体内部张力增大，从而刺激交感神经引起牵

扯性疼痛，从而将疼痛放射到上述这些部位。

（4）性功能紊乱。患有慢性前列腺炎的男性，其性功能多少都会受到一些影响，主要表现为性欲减退、阳痿、早泄等情况。如果是未婚男青年的话，其症状主要有遗精、神经衰弱、精神抑郁等情况。

（5）其他慢性前列腺炎症状。有的人还会表现为过敏反应，比如虹膜炎、关节炎及神经炎等。同时还会诱发神经官能症，表现为乏力、眼花、头晕、失眠和忧郁等。

2. 慢性前列腺炎的诊断

临床上诊断慢性前列腺炎主要依据病史、症状和体检，辅以实验检查。对反复发作者需作膀胱尿道造影、静脉肾盂造影、内窥镜检查、膀胱测压等，以进一步了解其他部位存在的病变。

（1）既往病史。有尿道炎、尿道梗阻、尿路感染以及前列腺炎史。

（2）症状。症状常多样化，也可无明显临床症状。前列腺液为脓性液体，培养找到一定量致病菌，即可作为诊断。

（3）直肠指诊。前列腺不平整，质硬或可扪及硬结，大小不一，大部分有轻压痛。

（4）实验室检查。包括前列腺液常规检查、尿液和前列腺液的分段定位培养、前列腺锌含量测定、前列腺组织活检及培养、血清抗体滴度。后三者在临床上较少使用，而且有科研意义。

（5）必要时可行尿道镜检查。尿道呈慢性炎症改变，精阜隆起，前列腺管流脓。也可行尿流率测定以及膀胱尿道造影，都有一定的筛选意义。

3. 慢性前列腺炎与前列腺结石的关系

在前列腺疾病的患者中，前列腺结石的发病率仅次于前列腺炎和前列腺增生，它常与慢性前列腺炎伴生，它们之间有着互为因果的关系，因而，常被人们戏称为一对"难兄难弟"。

在患有慢性前列腺炎时，由于腺泡扩张、前列腺导管狭窄，可使尿液中的盐类沉积在前列腺组织内形成结石；而结石的梗阻和对腺管体的刺激，又会引起前列腺的炎症，使腺泡充血、闭塞、内衬上皮脱落、腺体纤维化。炎症发展或者化脓时，可引起前列腺周围炎症，严重的感染还可形成前列腺脓肿，甚至向会阴、直肠或尿道穿破。

　　由于前列腺结石内常储存细菌，因此，结石的间断排菌亦是慢性前列腺炎反复发作和尿路感染反复发作的根源。科学家曾做过有关的试验，对前列腺结石和前列腺组织进行细菌培养，结果压碎的前列腺结石培养后有大量的细菌生长，而未压碎的组织培养却无细菌生长，可见，前列腺结石充当了引发感染的"定时炸弹"的角色。另外，前列腺结石中的细菌还可躲藏在盐类和钙质的外壳内，不易被抗生素杀灭，因此，结石又是慢性前列腺炎不易治愈和反复发作的原因之一。

诊断前列腺炎需做哪些检查

1. 前列腺液(EPS)检查

前列腺液常规检查是诊断前列腺炎的常用方法,也是必备检查。正常的 EPS 中白细胞<10 个/HP,卵磷脂小体均匀分布于整个视野,pH 值 6.3~6.5,红细胞和上皮细胞不存在或偶见。当白细胞>10 个/HP,卵磷脂小体数量减少,有诊断意义。细胞质内含有吞噬的卵磷脂小体或细胞碎片等成分的巨噬细胞,也是前列腺炎的特有表现。当前列腺有细菌、霉菌及滴虫等病原体感染时,可在 EPS 中检测出这些病原体。此外,为了明确区分 EPS 中白细胞等成分,可对 EPS 采用革兰染色等方法进行鉴别。若前列腺按摩后收集不到 EPS,不宜多次重复按摩,可以留取前列腺按摩后尿液进行分析。

2. 病原学检查

Ⅰ型前列腺炎应进行中段尿的染色检查、细菌培养与药敏实验,以及血培养与药敏试验。慢性前列腺炎(Ⅱ型和Ⅲ型)使用"两杯法"或"四杯法"病原体定位试验。

(1) 什么是"四杯法"和"两杯法"? 在临床上有何意义?

1968 年,Meares 和 Stamey 提出采用依次收集患者的分段尿液和 EPS 分别进行培养的方法(简称"四杯法"),区分男性尿道、膀胱和前列腺感染。此法操作复杂、耗时多、费用高,在实际临床工作中常用"两杯法","两杯法"是通过获得前列腺按摩前、后的尿液,进行显微镜检查和细菌培养。

(2) 检测沙眼衣原体和支原体

由于沙眼衣原体和支原体也可能存在于男性尿道中,建议先取尿道拭子检测,在排除尿道感染后,再进行 EPS 检测,以进一步明确是否为前列腺感染。沙眼衣原体检测方法有培养法、免疫荧光法、斑点金免疫渗透法、聚合酶链反应和连接酶链反应等。目前主要采用灵敏度高、特异性强的聚合酶链反应和连接酶链反应技术。可能引起前列腺感染的支原体主要为溶脲脲原体和人型支原体。结合药物试验可为临床诊断与治疗提供帮助,免疫学检测和核酸扩增技术等也应用于支原体检测。

3. B 超在诊断前列腺炎中的意义

前列腺炎患者 B 超检查可以发现前列腺回声不均,前列腺结石或钙化,前列腺周围静脉扩张等表现。目前仍然缺乏 B 超诊断前列腺炎的特异性表现,也无法利用 B 超对前列腺炎进行分型。但 B 超可以较准确地了解前列腺炎患者肾脏、膀胱以及残余尿等情况,对于判断尿路器质性病变有一定帮助。经直肠 B 超对于鉴别前列腺、精囊和射精管病变以及诊断和引流前列腺脓肿有价值。

4. 膀胱尿道镜对诊断前列腺炎并无太多意义

在某些情况下,如患者有血尿,尿液分析明显异常,其他检

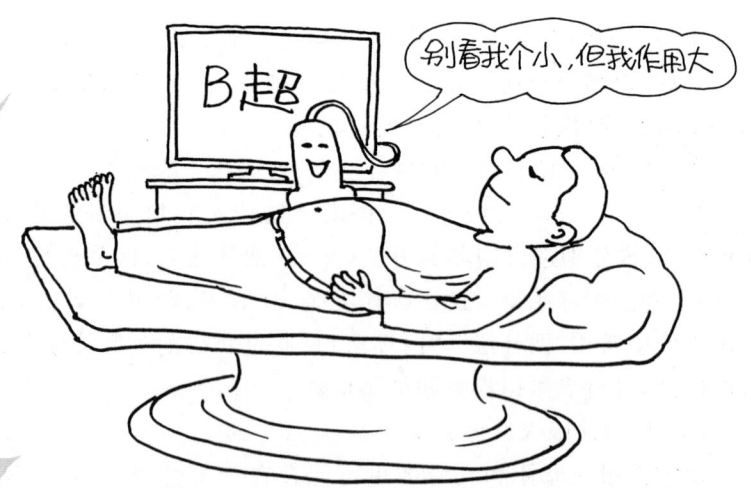

查提示有膀胱尿道病变时可选择膀胱尿道镜检查以明确诊断。部分患者可见尿道呈慢性炎症、精阜隆起、前列腺管溢液等。但这些表现均缺乏特异性,并且膀胱尿道镜为有创检查,故不推荐前列腺炎患者进行此项目常规检查。

5. 前列腺液中发现白细胞并不能确诊前列腺炎

前列腺液常规检查对前列腺炎的诊断和分类很重要,但有时候能造成假象。例如前列腺液中大量白细胞可能发生尿道疾病(尿道炎、尿道狭窄、湿疣和憩室等),同样也可能发生在非感染的前列腺病变(例如无尿感的前列腺结石),健康男性在性交和射精后数小时,前列腺液中白细胞数量也可显著增多。

慢性前列腺炎需要综合治疗

慢性前列腺炎患者在就医时,常常会得到需要综合治疗的建议,那么为什么要综合治疗,怎样综合治疗,这是每个患者都应了解的问题。慢性前列腺炎在治疗上有很多困难,而且治疗方法非常多。但治疗方法多,也正说明单一的治疗方法在治疗本病上存在一定的局限性。如药物治疗的远期效果较好,但在缓解症状方面就不如物理疗法来得快;物理疗法对慢性前列腺炎确有疗效,但单靠物理疗法很难彻底治愈前列腺炎;前列腺注射疗法对顽固难治的前列腺炎确有疗效,但由于其不良反应较多,故需要与有效的理疗方法配合应用,以改善血液循环,软化瘢痕;有些患者在治疗后,前列腺液中白细胞降到正常,细菌培养由阳转阴,但其主观症状不见好转;有些患者症状已消失,但仍顾虑重重,这就需要一定的心理治疗。从以上这些不难看出,慢性前列腺炎确应综合治疗,这种综合治疗还应包括患者良好

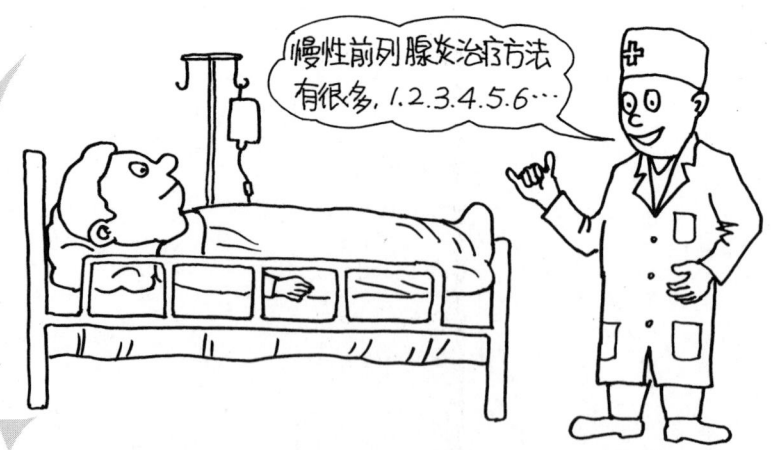

生活习惯的建立及日常起居的调节。

在治疗方法的选择上应根据具体情况具体分析。如在近期诊断为慢性前列腺炎,症状较轻,而前列腺液检查异常者,可单纯口服中药,并配合前列腺按摩和热水坐浴,便可取得较好疗效;若症状较重,患者难以耐受,可选择适当的理疗,如中药保留灌肠、直流电药物离子导入、微波治疗等,一般都可很快缓解症状;如症状持续,而前列腺液检查白细胞数较多,细菌培养阳性者,可选用联合口服抗生素或抗生素前列腺注射疗法,常可取得满意疗效。

前列腺液中未发现白细胞的慢性前列腺炎和前列腺痛属于非感染性疾病,不需要使用抗生素治疗。并且慢性前列腺炎是一种相当常见的、不威胁生命的疾病,部分患者可能自行缓解,并非所有患者都需要治疗。

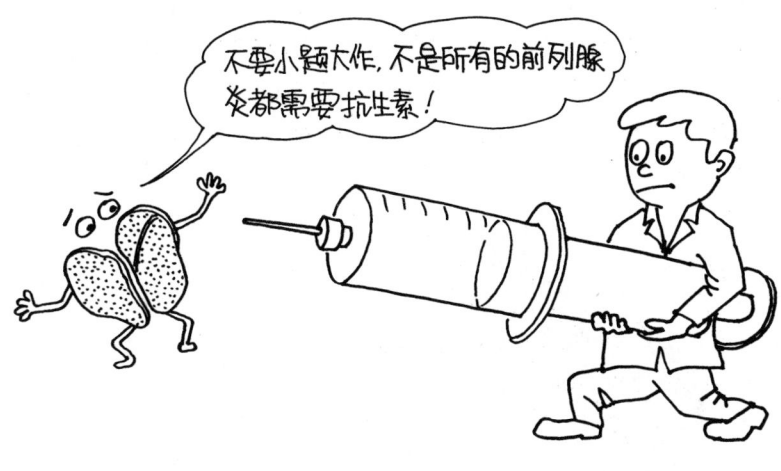

按摩和热疗可缩短前列腺炎病程

前列腺按摩是传统的治疗方法之一，研究显示，适当的前列腺按摩可促进前列腺腺管排空并增加局部的药物浓度，进而缓解慢性前列腺炎患者的症状，为慢性无菌性前列腺炎的辅助疗法，联合其他治疗可有效缩短病程。

热疗主要利用多种物理手段所产生的热力作用，增加前列腺组织血液循环，加速新陈代谢，有利于消炎和消除组织水肿、缓解盆底肌肉痉挛等。可经尿道、经直肠及会阴途径应用微波、射频、激光等物理手段进行热疗。短期内虽有一定的缓解症状的作用，但长期效果目前尚不可知，对于未婚及未生育者不推荐。

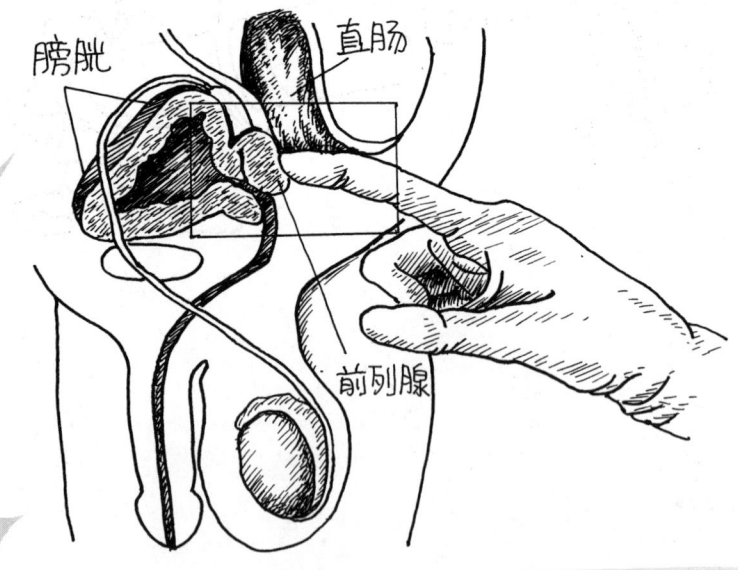

前列腺药物注射疗法的优、缺点

由于抗生素的全身用药在前列腺中不易达到有效浓度而影响疗效,故有人提出将抗生素直接注入前列腺。方法是选用抗生素经会阴部直接注入前列腺部,或在 B 超引导下把药液直接注入前列腺病灶内。其主要优点是药物直接注入前列腺,很容易扩散并达到有效的抗菌浓度,不但可以杀灭注药部位的细菌,还可以消灭其周围组织的细菌,部分被吸收入血还可以协同消除尿道及其他部位的感染,对难治性、顽固性慢性前列腺炎是一种有价值的治疗方法。

前列腺注射的主要缺点:①前列腺部位深,直接注射并非易事,穿刺可造成周围组织损伤并引起血尿;②穿刺可造成疼痛不适,如反复进行,很难被患者接受;③经皮肤或经直肠的穿刺,可

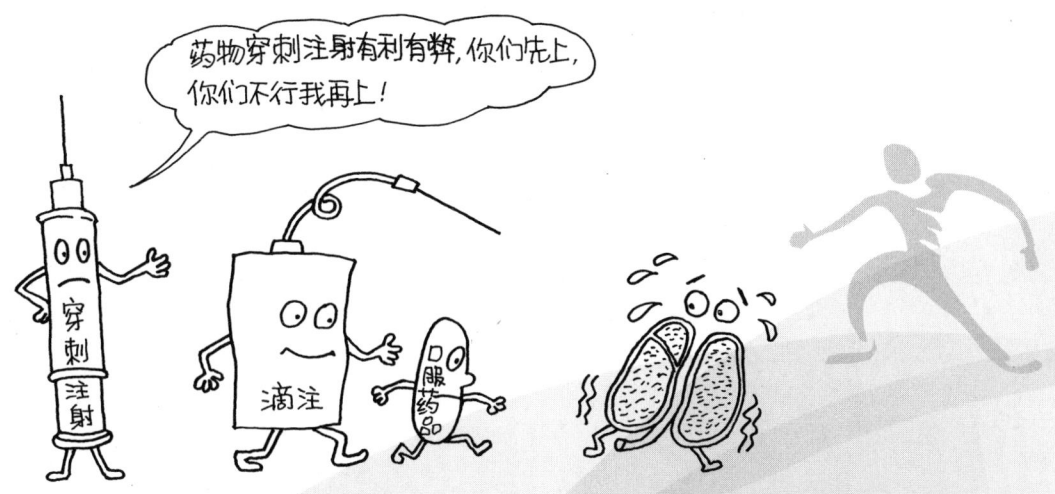

将细菌带入,造成前列腺的重复感染;④反复多次的穿刺可造成前列腺纤维组织增生、前列腺硬化,直肠指诊时前列腺内可扪及硬结,或扪及一质地坚硬的前列腺。纤维组织增生会造成病灶被分离包绕,抗生素更难渗入,且会使前列腺液的排出困难。因此,在选择这种治疗方法时一定要慎重,只有当其他方法都无效时,才考虑此法,且穿刺不能过于频繁。

前列腺炎的药物治疗

除抗生素外,针对前列腺炎伴随的各种症状,以下几类药物在临床应用上较为广泛。

1. α受体阻滞剂

α受体阻滞剂是治疗慢性非细菌性前列腺炎和前列腺增生中最重要的药物,α受体阻滞剂能松弛前列腺和膀胱等部位的平滑肌而改善下尿路症状和疼痛,因而成为治疗慢性前列腺炎（Ⅱ型/Ⅲ型）的基本药物。一般应用一种α受体阻滞剂治疗。对于一种药物效果不好的患者,可考虑改换同类药物。目前可选择的药物有：哌唑嗪、特拉唑嗪、多沙唑嗪、盐酸坦索罗辛等。它们通过作用于前列腺、膀胱平滑肌的α受体,来缓解前列腺炎、前列腺增生患者的临床症状。几种临床常用的α受体阻滞剂的用法：特拉唑嗪,首剂量1 mg,睡前服用,以后每次2 mg,每天1次。多沙唑嗪,每天1次,每次4 mg,晚睡前服用。盐酸坦索罗辛,是高选择性的α受体阻滞剂,口服每天1次,0.2 mg,睡前服用。总结上述几种α受体阻滞剂在临床治疗中的疗效评定,至少应服用12周以上,国外多主张半年甚至更久,以求获得前列腺功能的最佳效果。而在治疗前列腺增生时,通常只需几天就可获得显著的临床症状的改善。

2. 非甾体抗炎镇痛药

非甾体抗炎镇痛药是治疗慢性非细菌性前列腺炎相关症状的经验性用药。其主要目的是缓解疼痛和不适。目前已有数项随机、安慰剂对照研究评价此类药物的疗效。临床对照研究证

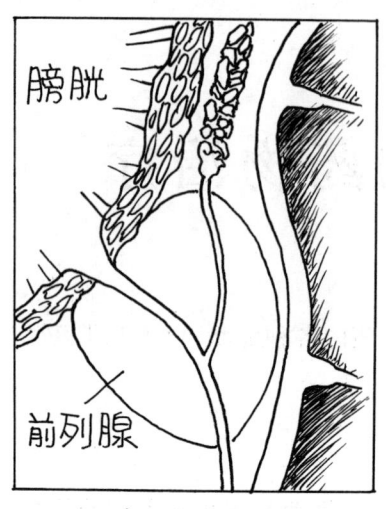
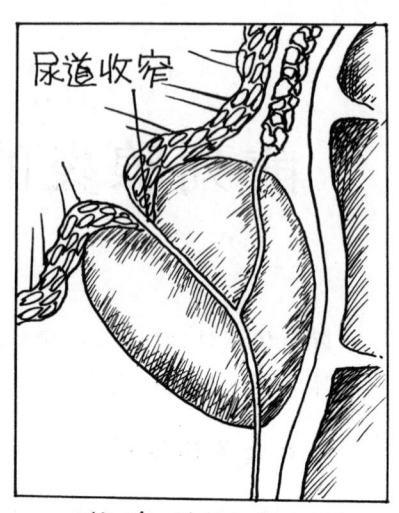

正常的前列腺　　　发炎的前列腺

实,塞来昔布能有效改善ⅢA型前列腺炎患者的疼痛不适等症状。

3. 植物制剂

植物草药治疗前列腺增生引起的症状在我国有着悠久的历史,现在临床除了祖国医学使用的中药外,从植物中提取的植物制剂也在广泛应用,如前列康、癃闭舒、金利油等。但植物制剂的作用机理较复杂,缺乏对治疗机理准确和完善的研究,目前植物制剂尚缺乏多中心的随机、双盲及安慰剂对照的大宗研究,其长期疗效有待于进一步观察。以下三种植物制剂在目前治疗前列腺增生的临床中经常使用:①复方玄驹胶囊,主要成分:黑蚂蚁、淫羊藿、枸杞子、蛇床子。用于肾阳虚型,症见神疲乏力,精神不振,腰膝酸软,少腹阴器发凉,精冷滑泄,肢冷尿频,性欲低下,功能性勃起功能障碍等。亦可用于改善类风湿关节炎肾阳不足、风寒痹阻证引起的关节疼痛、肿胀症状。②舍尼通(普适泰片)是瑞典人在裸麦花粉的特殊提取物中,发现对治疗前列腺增生有一定效果的成分,有对抗雄激素的作用。③伯泌松是矮小美洲棕榈提取物,主要成分为n-乙烷类固醇,体外实验证明能抑制 5α 还原酶 Ⅰ、Ⅱ 两型,同时竞争抑制双氢睾酮与雄激素受体的结合,还能抑制催乳素和生长因子,减少前列腺细胞增生。

4. 抗抑郁药及抗焦虑药

前列腺不适和疼痛对患者身心影响比较大,部分患者常常伴有抑郁、焦虑等心境障碍,在治疗前列腺炎的同时,可选择使用抗抑郁药及抗焦虑药治疗。这些药物既可以明显改善患者情绪障碍症状,还可以明显改善身体的不适和疼痛,可选的抗抑郁及抗焦虑药主要有三环类抗抑郁剂、选择性 5-羟色胺再摄取抑制剂和苯二氮䓬类药物等。

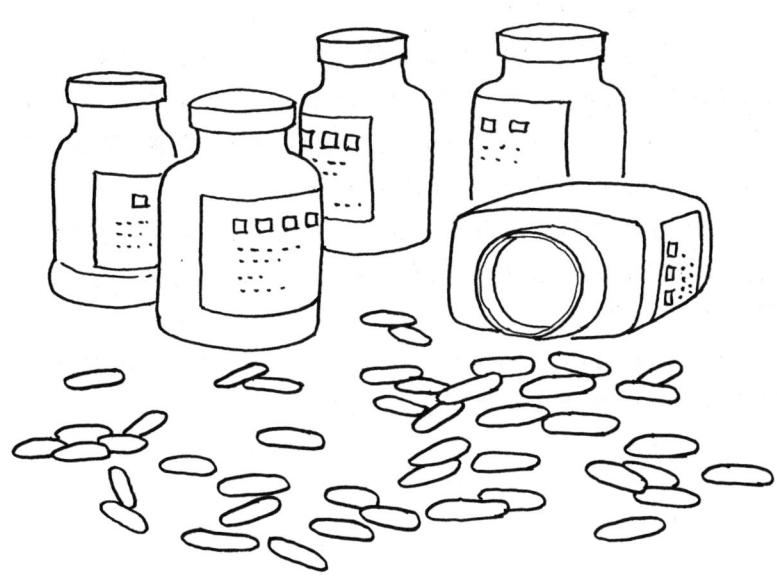

针灸治疗可缓解慢性前列腺炎症状

针灸治疗慢性前列腺炎可根据几组症状的主次选取针刺穴位和运针手法,也可几组穴位配合选取。

(1) 前列腺痛:针肾俞、三阴交、肝俞、委中等穴位,轻刺激,留针15分钟,每日1次,10次为1疗程。

(2) 泌尿系统症状:实证者常选用肾俞、膀胱俞、中极、三阴交;备用穴:次髎、曲泉,中弱刺激,留针15分钟,间歇运针,每日1次,5~10次为1疗程。虚证选用肾俞、关元、中极、膀胱俞等穴位,轻刺激,再用艾条灸,并针足三里。

(3) 性功能障碍:阳痿者取穴:关元、三阴交、蠡沟、命门,可用艾条灸3壮。遗精者取穴:关元、三阴交、肾俞,隔天针1次,7次为1疗程。

(4) 神经衰弱:取穴内关、神门、安眠、足三里,轻刺激,每日针1次,留针10分钟。足三里穴可用灸法。

生命不能承受之痛
——前列腺痛

1. 前列腺痛的概念

前列腺痛是一种特殊的前列腺炎,其病因主要有:①盆底肌肉习惯性挛缩和痉挛;②前列腺内尿液返流所致的化学性前列腺炎;③盆腔交感系统原发异常,造成不完全的膀胱颈松弛和外括约肌部尿道功能性狭窄;④精神和情绪也有一定影响。

2. 前列腺痛的诊断

主要症状是与排尿无关的盆腔痛,如会阴坠胀,阴茎、阴茎头、尿道痛,耻骨上下腹坠胀,腹股沟、阴囊、睾丸抽痛,下腰背痛,大腿内侧痛等。许多患者有不同程度的梗阻性排尿障碍症状,即排尿踌躇、尿流无力、尿线中断、脉冲式排尿。前列腺触诊时按压两侧提肛肌及髋外旋短肌有压痛,而前列腺常无压痛。前列腺液培养无细菌生长;前列腺液镜检正常;前列腺痛的患者做尿动力学检查,可发现尿道的最大关闭压明显增加,最大和平均尿流率下降,行影像尿流动力学检查,可见在排尿时膀胱颈呈不完全漏斗形伴尿道外括约肌水平尿道狭窄。

3. 前列腺痛的治疗

前列腺痛是非感染性疾病,不需抗生素治疗。治疗以盆肌训练、解痉和止痛为主。对有排尿困难的患者用 α_1 受体阻滞剂治疗或平滑肌松弛剂治疗;有些伴精神症状的前列腺痛患者可给予相应治疗,如苯二氮䓬类和抗抑郁类药。训练方法为放一手指入患者肛门内,嘱其用腹压轻柔缓和地利用排便反射将手指推出,同时放松盆底肌,达到扩肛及训练盆底肌的目的。此外,会阴部电疗、温水坐浴以及针灸治疗对本病有一定的疗效。此类患者应减少坐于枕上或其他支持物上,以免增加尾骨部压力,加重症状。

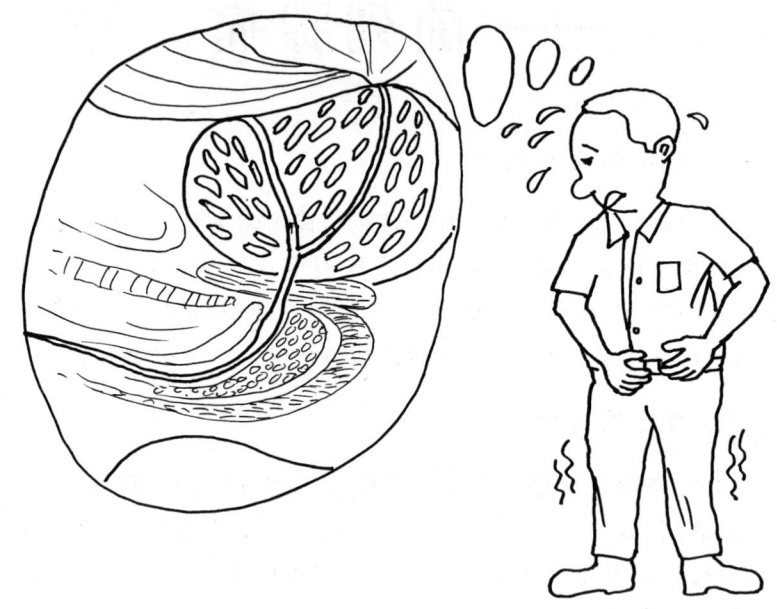

慢性前列腺炎患者性生活注意事项

慢性前列腺炎多发于中青年男性,这一年龄段正是性欲的旺盛期,有些慢性前列腺炎患者思想负担很重,他们认为性生活会加重前列腺炎症,因此,干脆不过性生活,其实这样不但不会给慢性前列腺炎的治疗带来好处,还常常起反作用。这个问题我们应从两方面考虑,一方面前列腺发生炎症时,前列腺液中含有很多的细菌,如不进行性生活,前列腺液积聚在腺泡内无法排出,细菌不断繁殖,即便使用有效的抗生素也不会取得满意的效果。而射精时,前列腺收缩,前列腺中液体排入尿道,能比前列腺按摩起到更好的引流作用。另一方面,如前列腺液长期不能排出或长期没有射精,男性成年人就会产生一种胀满感,并有把充满的东西排出的欲望,如欲望无法满足常会因性冲动引起阴茎勃起以及前列腺部的充血,加重慢性前列腺炎的症状。

了解了以上两点,有的患者会认为既然性生活对慢性前列腺炎有益无害,那就多进行几次。但经常的性兴奋会导致反复充血,而前列腺组织长期、反复的慢性充血正是慢性前列腺炎的病因之一。因此,慢性前列腺炎患者应根据自己的年龄和身体情况保持适度的性生活,既不能过于频繁,更不该"禁欲"。一般应保持10天左右一次,未婚的男青年也应该在10天左右排精一次,使前列腺保持正常的新陈代谢,加速炎症的消除。

慢性前列腺炎与前列腺增生症及前列腺癌的关系

1. 慢性前列腺炎与前列腺增生症的关系

很多患者都认为慢性前列腺炎久治不愈会导致前列腺增生,事实上,慢性前列腺炎与前列腺增生并无直接关系。前列腺增生症是男性老年人的常见疾病,其发病机制研究颇多,但病因至今仍未能阐明。但前列腺增生必须具备两个条件,即睾丸存在和年龄增长。睾丸存在说明有正常的男性激素的分泌,研究表明雄激素和雌激素的协同作用在前列腺增生过程中起重要作用,而慢性前列腺炎不会影响睾丸的分泌功能及激素的代谢过程,因此,本病不会引起前列腺增生。的确有一些慢性前列腺炎的患者又发生前列腺肥大,这主要是因为慢性前列腺炎和前列腺增生都为男科常见病。至今仍无任何研究表明慢性前列腺炎的患者比正常人更易患前列腺增生。

2. 慢性前列腺炎与前列腺癌的关系

前列腺癌的病因尚不清楚,根据大量观察结果表明,人和动物经阉割后前列腺萎缩,则不会发生前列腺癌。在实验上,雄激素能加速动物前列腺的生长,而给雌激素或切除睾丸后癌的生长减慢,故认为前列腺癌的发生与发展有明显的雄激素依赖性。流行病学研究也认为发生前列腺癌的先决条件是男性、年龄增加和雄激素刺激。另外,也有人认为前列腺癌与人种遗传、生活环境、前列腺增生、前列腺慢性炎症的长期刺激有一定的关系,但流行病学的研究又很难重复证明慢性前列腺炎与前列腺癌的发生有必然联系。根据临床上慢性前列腺炎具有青壮年发病率高,不影响睾丸分泌雄激素的功能及激素代谢的特点,慢性前列腺炎不会直接引起前列腺癌。至于年轻时患过慢性前列腺炎,年老后前列腺癌的发病率就比正常人高的说法目前无确凿论据,需要进一步研究。

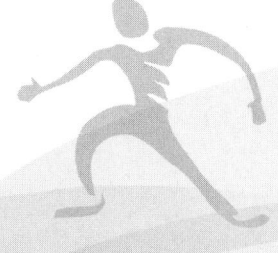

前列腺炎会引起性功能障碍吗

部分前列腺炎患者伴有性欲减退、勃起功能障碍、早泄等性功能障碍的症状。慢性前列腺炎会不会引起性功能障碍呢?从理论上讲,慢性前列腺炎并不直接损害阴茎勃起的神经血管功能,但由于长期的不适感在患者心理上产生压力,使患者产生抑郁和担心的情绪,特别是不了解本病性质的患者,常会认为自己的性功能有问题,久而久之的精神因素可使患者性欲降低,并发生性功能障碍。加之,前列腺炎的患者在性兴奋时前列腺充血,可引起局部疼痛加重,并可产生射精痛和早泄,而且有些患者害

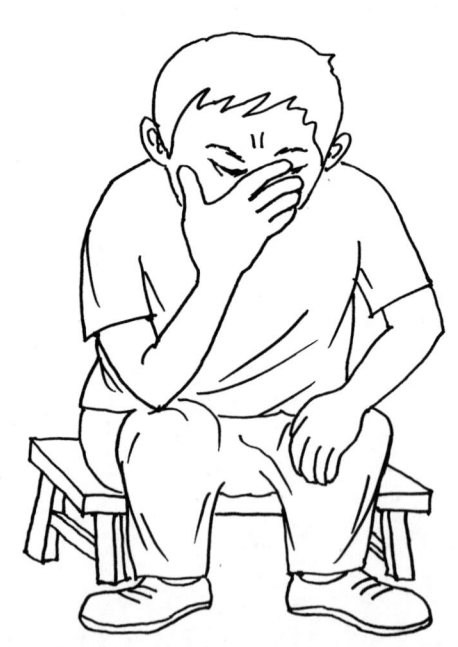

怕有炎症的精液危害女方,久之会产生对性生活的畏惧心理,使性生活减少,性欲下降。

总而言之,慢性前列腺炎对性功能会有一定影响,但大多数的慢性前列腺炎患者都可完成正常的性生活,甚至有些前列腺炎症相当重的患者,性功能也丝毫不受影响。因此,慢性前列腺炎患者在积极治疗的同时,应解除不必要的思想顾虑,了解有关的医学知识,必要时可接受一定的心理治疗,正常适度的性生活不但不会加重前列腺炎症,还可对慢性前列腺炎的治疗起积极的作用。

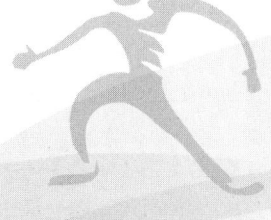

前列腺炎会导致不育吗

由于前列腺炎的高发年龄为 20～40 岁这个生儿育女的时候，因此，不少患者十分关心前列腺炎是否会影响生育。1/3 的精浆来自于前列腺液，前列腺的功能与男性生育息息相关，前列腺炎当然可能因为影响精浆质量等原因引起生育问题。但是，问题也绝对不像想象中那么严重。研究表明，慢性前列腺炎引起的不育占不育患者的 5.1%～25.7%，无菌性前列腺炎患者的精子质量明显下降，而这些改变基本上都与精浆异常有关。

但是，也有一些专家认为前列腺炎患者的精子质量改变并不明显，而生育率则与正常人没有区别。这说明虽然前列腺炎可以影响精子质量，但是并不一定会导致生育能力的下降，只有小部分患者可能因为前列腺炎引起不育。这一点也很容易从数据上看出来：不育症的患病率仅为 10%，其中因为男性因素者约占一半，而慢性前列腺炎的发病率则在 25% 左右，因此，即使男性不育完全是由于慢性前列腺炎所引起的，也只有 1/5 的前列腺炎患者会发生不育。更何况男性不育的原因还非常复杂，绝对不会只由慢性前列腺炎一种疾病引起。其次，前列腺是男性最大的附属性腺，在位置上与附睾、精囊、精索等男性生殖系统的重要器官、组织邻近。因此，慢性前列腺炎往往与附睾炎、精囊炎以及精索静脉曲张等疾病同时出现。这些疾病都可能通过各种因素引起生育力下降，所以，前列腺炎患者出现不育也可能是其并发的其他疾病引起的。单纯由慢性前列腺炎引起的男性不育并不常见。慢性前列腺炎引起的不育属于继发性不育的一种，比起睾丸因素、内分泌因素等原因引起的不育治疗起来要容易得多。采用中西结合方法治疗，八成的患者精液质量可以明显改善,规范的抗感染、抗氧化治疗效果也不错。而且,这种患者的精液质量通常不会太差,以精子活力下降、精液不液化以及免疫性不育为主。因此,即使保守治疗效果不佳,也可以将精子在体外进行处理后进行人工授精,成功率在 20%～25%。

总之,只有少数慢性列腺炎患者会出现生育力下降,而且也有较多治疗方法可以选择。

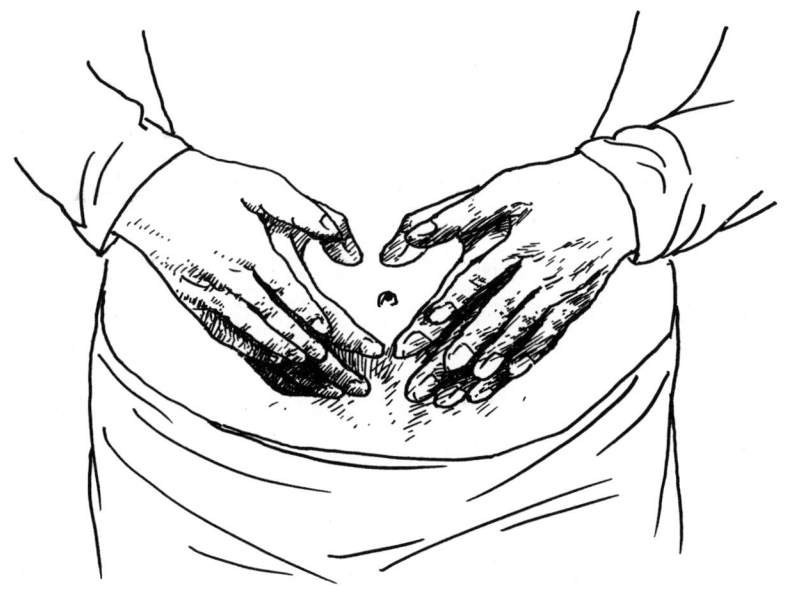

慢性前列腺炎的预防、治疗目标及预后

1. 慢性前列腺炎的预防

由于对慢性前列腺炎没有特效疗法,而且慢性前列腺炎常易复发,因此,对本病的预防应提到一个重要的位置,这需要医生与患者的密切配合,尤其重要的是患者的自身调护。

(1) 对于急性的泌尿生殖系感染,如急性前列腺炎、急性附睾炎、急性精囊炎等,应给予积极彻底的治疗,防止其转为慢性前列腺炎。

(2) 调节性生活,禁忌手淫,并应注意性生理卫生,以防止前列腺的过度充血及生殖器官感染。

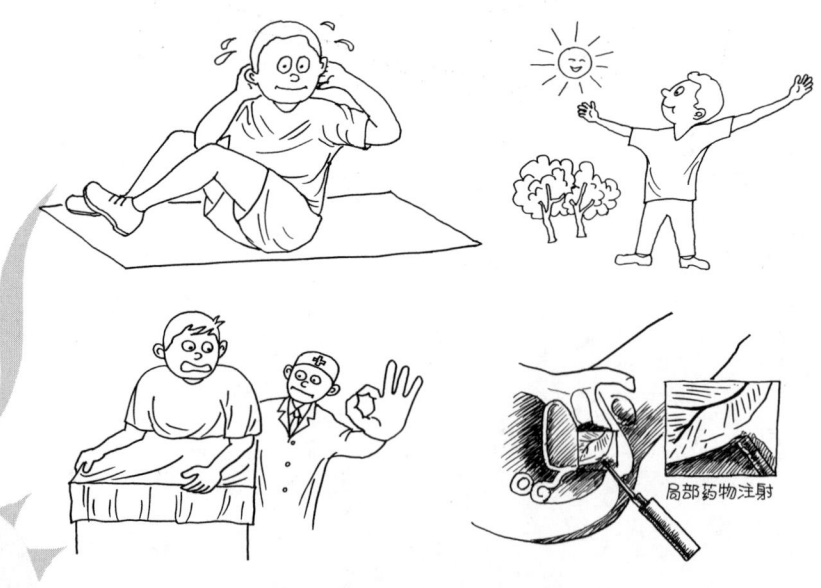

（3）注意保暖，加强体育锻炼。

（4）注意生活起居，养成良好的生活习惯，防止过分疲劳，预防感冒，并进行有效的身体锻炼。

（5）戒酒，忌辛辣刺激食物。

（6）多饮水，避免憋尿及久坐，热水坐浴对慢性前列腺炎患者有益。

2. 慢性前列腺炎的治疗目标及预后

慢性前列腺炎的治疗目标主要是缓解疼痛、改善排尿症状、提高生活质量。症状的缓解程度是评价慢性前列腺炎治疗效果的主要依据。虽然治疗方法或药物众多，但其中没有药物能够达到治疗所有患者或缓解所有症状的目的。但有些患者患前列腺炎后并未接受系统治疗却可以自行痊愈，这主要是因为前列腺液具有一定的抗菌作用，加之定期的前列腺液引流，故可自行痊愈。在慢性前列腺炎治疗过程中应注意如下几点。

（1）树立战胜疾病的信心，慢性前列腺炎并不是不治之症，只是病程较长，容易复发，只要综合治疗还是可以根治的。

（2）注意生活起居，养成良好的生活习惯，防止过分疲劳，预防感冒；禁烟酒，忌辛辣刺激饮食；不骑自行车，不坐潮湿之地；

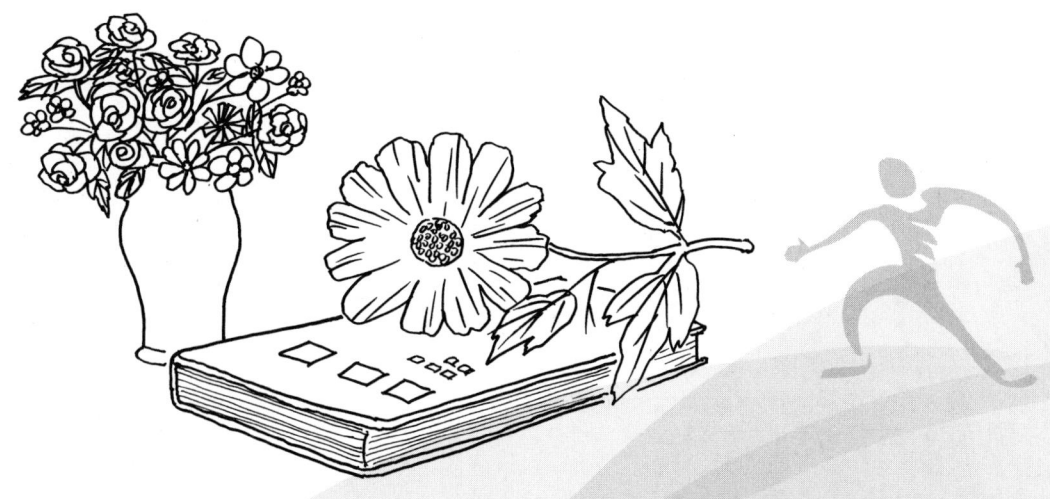

节房事,既不要过分频繁,也不需要禁欲。

(3)发展自身兴趣爱好,进行适当体育锻炼以转移对慢性前列腺炎的心理负担,消除焦虑情绪,防止产生精神症状。

只要注意以上问题,并与医生密切配合,采用合理的中西药物治疗,并配合理疗及必要的心理治疗,慢性前列腺炎是可以治愈的。

前列腺癌篇

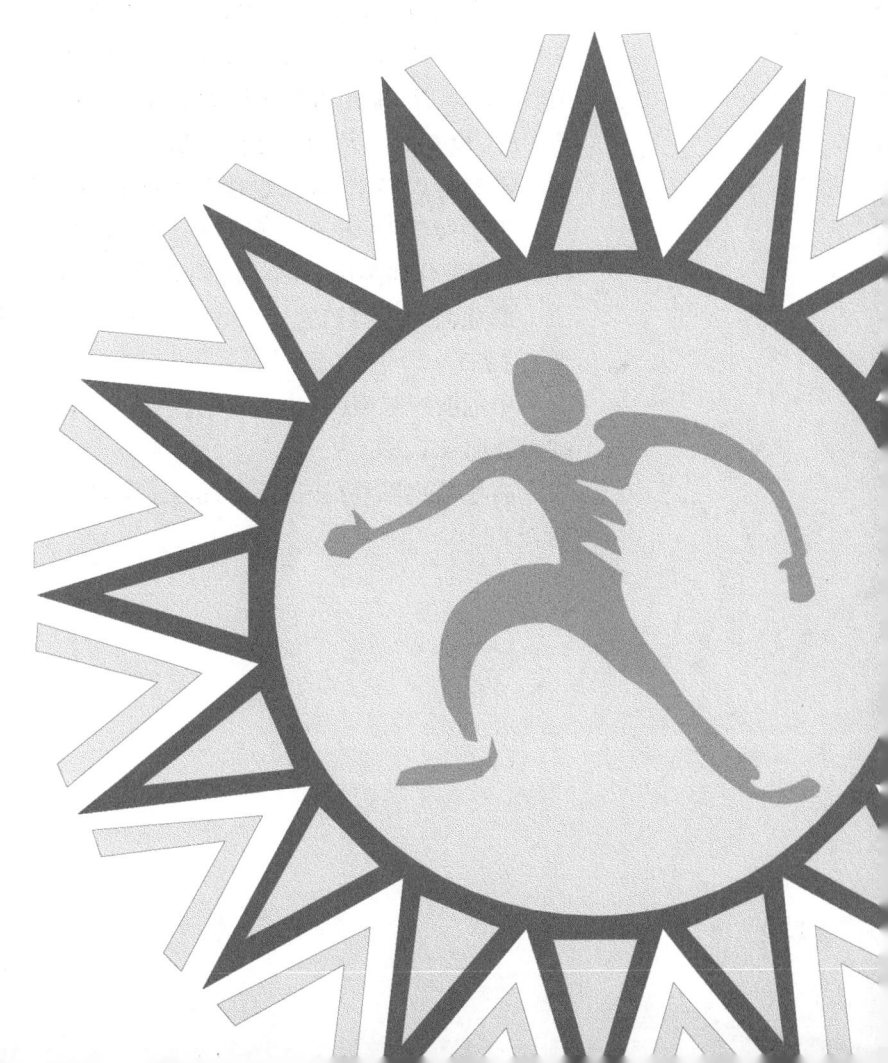

什么是前列腺癌

前列腺癌是男性生殖系统最常见的恶性肿瘤,组织学类型的95%是腺癌。发病年龄在55岁前处于较低水平,55岁后逐渐升高,发病率随着年龄的增长而增长,高峰年龄是70～80岁。家族遗传型前列腺癌患者发病年龄稍早,年龄≤55岁的患者占43%。我国以前前列腺癌发病率较低,但由于人口老龄化,近年来发病率有所增加,2012年我国肿瘤登记地区前列腺癌发病率为9.92/10万,排在男性恶性肿瘤发病率的第6位。同时随着血清PSA检查的普及和其他前列腺癌的诊断方法的不断改进,使前列腺癌得以早期诊断,也使前列腺癌的发病率有所增加。

为了便于指导治疗和判断预后,临床上根据血清PSA、Gleason评分和临床分期将前列腺癌分为低、中、高危三类。

低危前列腺癌(PSA<10 ng/ml,Gleason评分≤6,临床分期≤T2a)

中危前列腺癌(10 ng/ml≤PSA≤20 ng/ml,Gleason评分=7,临床分期=T2b)

高危前列腺癌(PSA>20 ng/ml,Gleason评分≥8,临床分期≥T2c)

前列腺癌的发病情况

前列腺癌发病率有明显的地理和种族差异,加勒比海及斯堪的纳维亚地区最高,中国、日本及俄罗斯最低。美国黑人前列腺癌发病率全世界最高,目前在美国,前列腺的发病率已经超过肺癌,成为第一位危害男性健康的肿瘤。据美国癌症协会估计,2004年在美国大约有230 110例新发前列腺癌,有29 900例将死于此病。在欧洲,每年得到确诊的新发前列腺癌病例大约有260万人,前列腺癌占全部男性癌症人数的11%,占全部男性癌症死亡人数的9%。亚洲前列腺癌的发病率远远低于欧美国家,但近年呈现上升趋势。中国1993年前列腺癌发生率为1.71人/10万男性人口,死亡率1.2人/10万男性人口;1997年发生率升高至2.0人/10万男性人口,至2000年为4.55人/10万男性人口。1979年台湾地区仅98例前列腺癌新病例;1995年已上升至884例,年龄标准化发生率达7.2人/10万男性人口,2000年有635人死亡,死亡率为5.59人/10万男性人口。

前列腺癌的患者主要是老年男性,新诊断患者中位年龄为72岁,高峰年龄为75～79岁。在美国,大于70%的前列腺癌患者年龄都超过65岁,50岁以下男性很少见,但是大于50岁,发病率和死亡率就会呈指数增长。年龄小于39岁的个体,患前列腺癌的可能性为0.005%,40～59岁年龄段增至2.2%(1/45),60～79岁年龄段增至13.7%(1/7)。

以我国现有的医疗技术和水平,完全可以早期发现和治疗前列腺癌。但早期前列腺癌没有任何症状,不易引起人们的注意,如果不去泌尿外科专科就诊则很难被发现。在发达国家,有关前列腺癌的检查已是中老年男性健康检查必查项目之一,我国还做不到这一点。对 50 岁以上男性和有过前列腺癌家族史的 40 岁以上的男性,每年进行两次有关前列腺癌方面的检查,大部分患者是可以在早期发现的。所以,我们建议该年龄范围内的男性应将前列腺癌筛查列入常规体检项目。

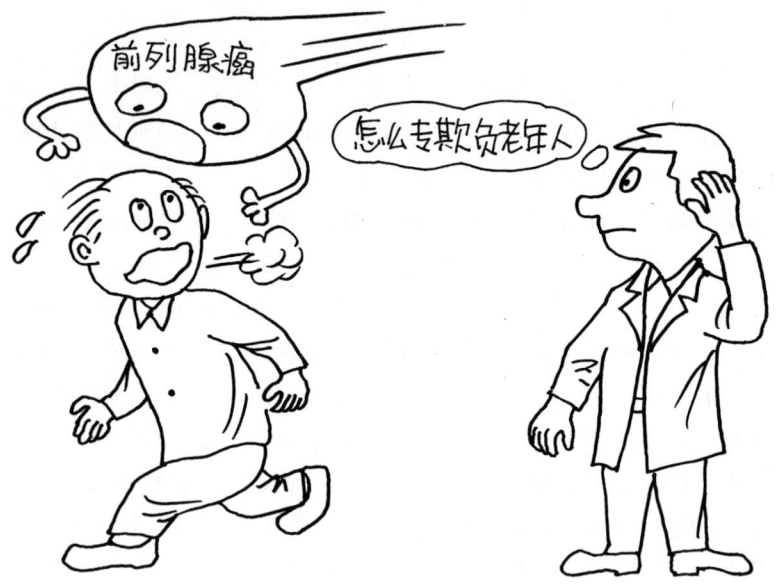

前列腺癌的病因

前列腺癌的发病原因很复杂,目前还没有完全查明。但研究发现一些诱发因素与前列腺癌的发生和发展有关,包括年龄、种族、遗传、饮食、输精管结扎、吸烟、肥胖等。

(1)年龄因素。年纪越大,发生前列腺癌的机会也就越大。前列腺癌主要发生于老年男性,年轻人很少得前列腺癌,美国有一组报道在50岁以上男性的尸检约30%有前列腺癌,80岁以上则达50%。

(2)种族因素。西方前列腺癌的发病率和死亡率是亚洲人的数倍。据研究报道,黑人的前列腺癌发病率最高,达275/10万(每10万男性中有275个发生前列腺癌);白人次之,为172/10万;印

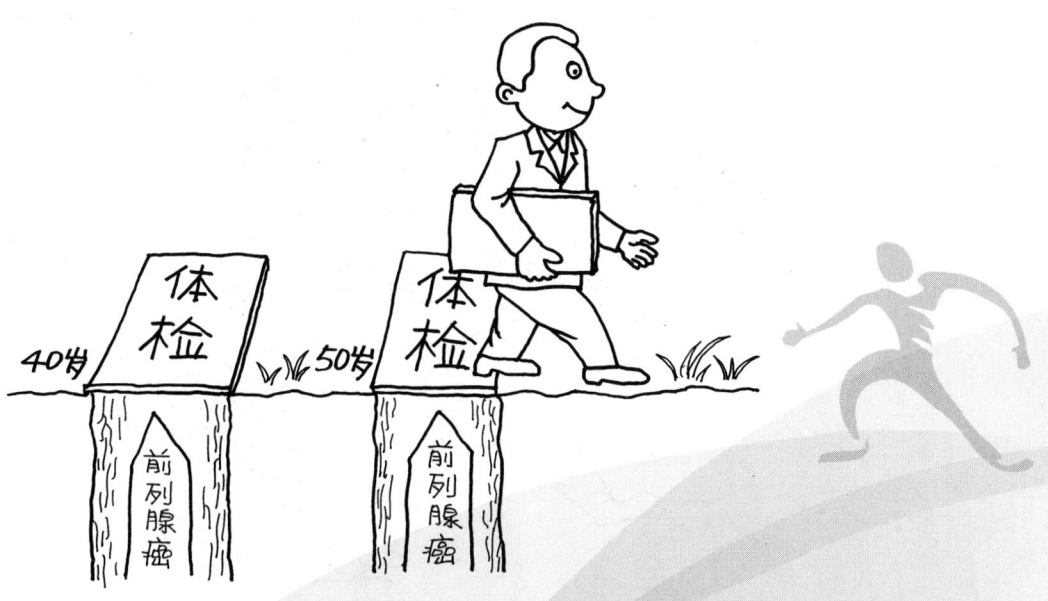

第安人较低,约60/10万,我们亚洲人的前列腺癌发病率最低。这都说明种族因素在前列腺癌的发病中起到重要作用。

(3)遗传因素。血亲中有前列腺癌的男性,前列腺癌的发病概率也会大大增加。研究发现,约有9%的前列腺癌患者有家族病史。那是不是可以这样认为:但凡父亲或兄弟中有前列腺癌患者,自己也不可避免会得前列腺癌?答案是否定的。因为遗传因素只是影响前列腺癌发病原因中的一个因素,只是提示患病风险相对高些而已。前列腺癌并不会像"遗传病"那样直接遗传给后代。

(4)饮食因素。研究表明,高动物脂肪饮食是前列腺癌的重要危险因素。脂肪性食物摄入过多会增加前列腺癌的患病率,而大豆蛋白类的饮食会减少其发病率。尤其经常进食红肉(猪、牛、羊等)等高脂食物是一个主要的危险因素,相比较而言,白肉(鸡、鸭等禽类)危险性较小,来源于鱼类和奶类的脂肪影响更小。此外,这类饮食通常含有大量钙,影响维生素D的吸收与代谢,降低维生素D的水平,从而使肿瘤易发。美国旧金山的中国和日本移民的前列腺癌发病率是本国人的3~7倍,其中很重要的一个因素就是脂肪性食物比本国人吃得多。因为脂肪摄入过

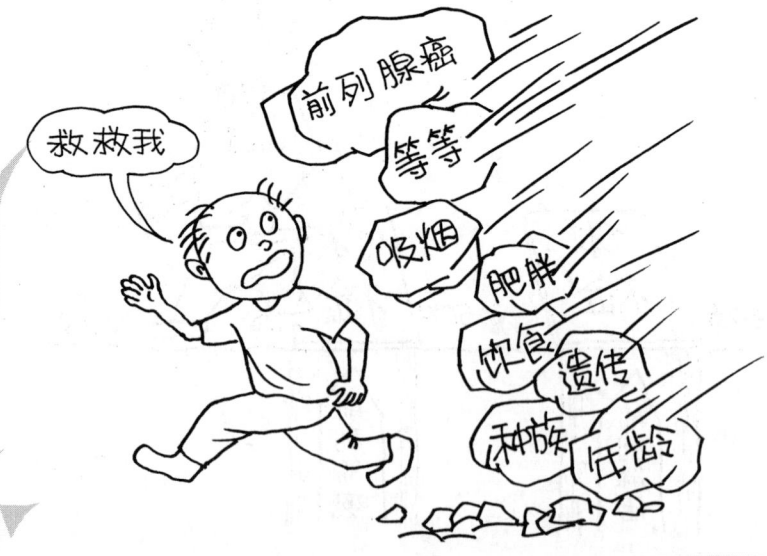

多会导致胆固醇合成增加,进一步导致以胆固醇为基础合成的雄激素增加,而雄激素中的睾酮比率增加是前列腺癌的重要发病因素。

此外,亚洲国家的前列腺癌发病率较低还与大豆蛋白类的食物摄入较多有关。因为此类食物中含有丰富的植物性雌激素,其化学结构与人体内的雌激素相似,对雄激素有一定的抑制作用。当然,诱发前列腺癌的饮食因素远不止这些。例如绿茶中的儿茶酸或新鲜蔬菜和水果中的维生素 E、黄酮醇与硒等成分,都能抑制前列腺癌的发生。

维生素 D 是预防前列腺癌发生的重要物质之一。研究发现,部分前列腺癌患者血液中维生素 D 的含量较低,而大量补充维生素 D 可使实验鼠身上的转移性前列腺癌得到抑制。人体所需的维生素 D 2/3 来自太阳,1/3 来自食物(豆制品、蛋类、动物肝脏和菠菜等),平时应该多晒太阳以储存维生素 D,但要注意保护皮肤。

(5) 性激素因素。老龄男性易发生前列腺癌的原因,除了年龄因素外,还和老年人体内性激素代谢紊乱直接相关。太监因

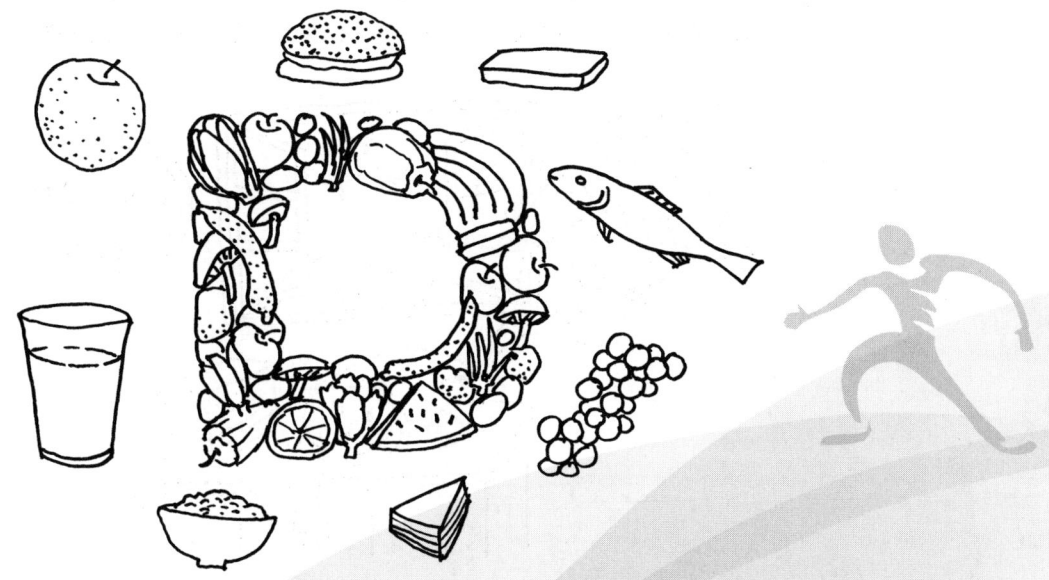

为自幼切除了睾丸，体内缺乏性激素，所以没有前列腺癌的发生。随着年龄的增长，体内的性激素水平一直在发生着变化，雌激素和雄激素的比例也持续发生变化，这些变化结合其他因素，促进了前列腺癌的发生。雌激素在前列腺癌发生和发展中的作用目前还不清楚，对有些患者，雌激素有治疗作用，但也有研究显示，雌激素又可以促进前列腺癌细胞的生长以及促进细胞的恶变。

（6）性生活因素。过去一直认为，男性性生活如果过于频繁，得前列腺癌的危险性就会增加，更有甚者为求长寿，进入老年后拒绝性生活。但近期美国的部分研究显示，老年人适当的增加性生活，有助于预防前列腺癌。但是对于年轻人，青春期开始过早、初次遗精早、不节制的性生活、频繁手淫等可能会增加将来患前列腺癌的可能性。

（7）其他因素。肥胖与前列腺癌也有关。一项新的研究发现，与体重正常的人相比，肥胖男性患前列腺癌的危险会增加一倍，这可能与肥胖者脂肪摄入量多，又不喜欢运动有关。研究人员说，任何减肥的努力都有可能降低患前列腺癌的危险。

此外，熬夜也可能"熬"出癌症来。2006年美国科学家研究显示，晚上开灯睡觉或熬夜是导致女性患乳腺癌的主要因素之

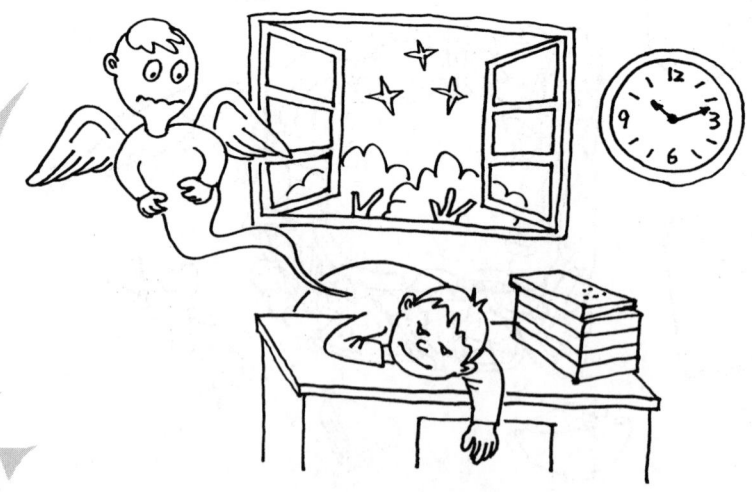

一。这项由美国国家癌症研究所和美国国家环境卫生科学研究所共同进行的研究,为非自然光与癌症之间的关系提供了"首份证据"。此后,据香港《明报》报道,世界卫生组织下属的癌症研究小组准备将通宵工作列为"可能致癌"的因素之一。科研人员表示,通宵工作影响正常的生理节奏,由于夜间工作时需要开灯,这些人造光线会影响人体分泌,干扰身体制造抑制癌细胞的激素"褪黑素",而"褪黑素"主要在晚间才会自行释放,致患乳腺癌和前列腺癌风险增加。另外,通宵工作者的正常作息被打乱,人体无法完全适应昼夜颠倒的生活,或会导致睡眠不足,因而令免疫系统受损,降低人体对抗癌细胞的能力。

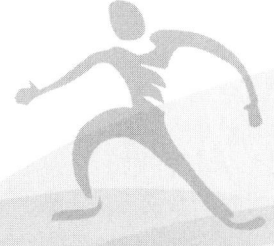

前列腺癌分哪几种

1. 前列腺潜伏癌

是指在生前没有前列腺疾病的症状和体征,在死后尸检中由病理学检查发现的原发于前列腺的腺癌。潜伏癌可发生在前列腺的任何部位,但以中心区和外周区多见,且常为分化好的腺癌。其发病率国外报道为15%~50%。据我国北京大学泌尿外科研究所研究报道,前列腺潜伏癌的发病率为34%。统计学研究表明,前列腺潜伏癌的发病可能与环境及遗传因素有关。

2. 前列腺偶发癌

临床以良性前列腺增生为主要症状,在切除增生的前列腺组织中,组织学检查发现前列腺癌。其组织学表现为分化较好的腺癌,以管状腺癌和筛网状腺癌为主,少数为低分化腺癌。在国外前列腺偶发癌的发病率为10%~30%,国内发病率有报道为5%左右。

3. 前列腺隐匿癌

患者无前列腺疾病的症状体征,但淋巴结活检或骨穿的标本病理学检查证实为前列腺癌。可经过前列腺穿刺活检得到进一步证实。这类患者血清前列腺特异抗原(PSA)和前列腺酸性磷酸酶水平增高。活检组织做PSA和(或)PAP免疫组化染色均为阳性。

4. 前列腺临床癌

临床检查(直肠指诊、超声、CT或磁共振等)诊断为前列腺癌,并可经过活检证实。也可通过患者血清PSA和PAP增高来协助诊断。多数患者直肠指诊可摸到前列腺结节,超声检查提示前列腺结节外形不规整,回声不均匀且回声偏低。

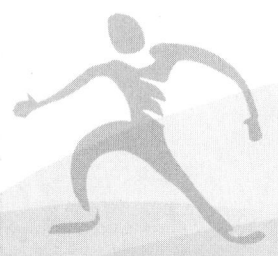

前列腺癌的分期

前列腺癌通过直肠指诊、CT、MRI、骨扫描等来明确分期，现在多采用 TNM 分期系统，分四期（如下表）。

前列腺癌 TNM 分期（AJCC，2002 年）

原发肿瘤（T）	
临床	病理（pT）*
Tx 原发肿瘤不能评价	pT2** 局限于前列腺
T0 无原发肿瘤证据	pT2a 肿瘤限于单叶的 1/2
T1 不能被扪及和影像发现的临床隐匿肿瘤	pT2b 肿瘤超过单叶的 1/2 但限于该单叶
T1a 偶发肿瘤体积＜所切除组织体积的 5%	pT2c 肿瘤侵犯两叶
T1b 偶发肿瘤体积＞所切除组织体积的 5%	pT3 突破前列腺
T1c 穿刺活检发现的肿瘤（如由于 PSA 升高）	pT3a 突破前列腺
T2 局限于前列腺内的肿瘤	pT3b 侵犯精囊
T2a 肿瘤限于单叶的 1/2（≤1/2）	pT4 侵犯膀胱和直肠
T2b 肿瘤超过单叶的 1/2 但限于该单叶（1/2～1）	
T2c 肿瘤侵犯两叶	

(续表)

T3　肿瘤突破前列腺包膜**	
T3a　肿瘤侵犯包膜（单侧或双侧）	
T3b　肿瘤侵犯精囊	
T4　肿瘤固定或侵犯除精囊外的其他临近组织结构，如膀胱颈、尿道外括约肌、直肠、肛提肌和/或盆壁	
区域淋巴结（N）***	
临床	病理
Nx　区域淋巴结不能评价	PNx　无区域淋巴结取材标本
N0　无区域淋巴结转移	pN0　无区域淋巴结转移
N1　区域淋巴结转移	pN1　区域淋巴结转移
远处转移（M）****	
Mx	
M0	
M1	
M1a　有区域淋巴结以外的淋巴结转移	
M1b　骨转移	
M1c　其他器官组织转移	

注：* 穿刺活检发现的单叶或两叶肿瘤，但临床无法扪及或影像不能发现的定为T1c。
　　** 侵犯前列腺尖部或前列腺包膜但未突破包膜的定为T2，非T3。
　　*** 不超过0.2 cm的转移定为pN1mi。
　　**** 当转移多于一处，为最晚的分期。

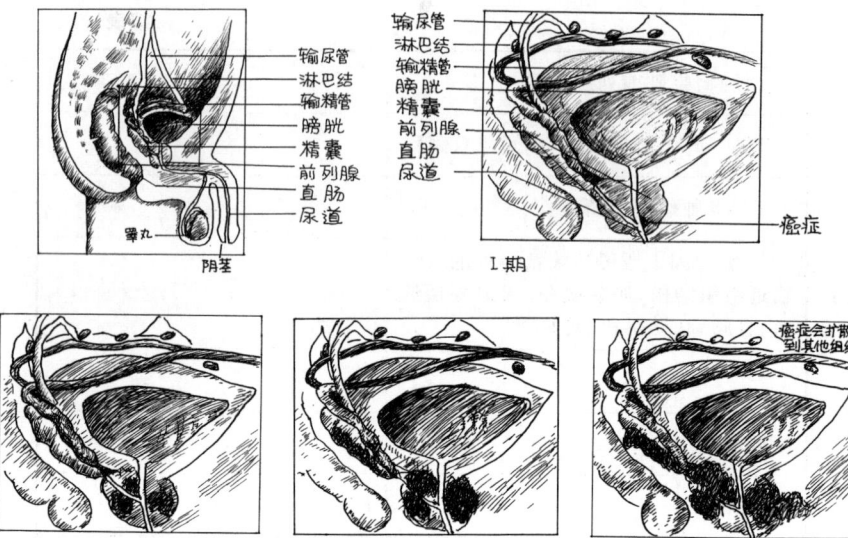

前列腺癌与前列腺疾病的关系

前列腺癌不是传染病,通常不会通过日常生活接触或性接触传染,所以不需要采取隔离措施。

1. 前列腺炎不会转变为前列腺癌

前列腺炎主要发生在年轻人,大部分为慢性非细菌性前列腺炎,仅少部分为细菌性前列腺炎。慢性非细菌性前列腺炎的发病机理尚不清楚。前列腺癌的发病机理虽然不清楚,但许多事实说明与雄激素密切有关。到目前为止,没有任何证据说明前列腺炎可以转化为前列腺癌。

前列腺增生是老年男性的常见疾病,可引起排尿困难症状,但是属于良性疾病。目前没有任何证据说明前列腺增生可转化

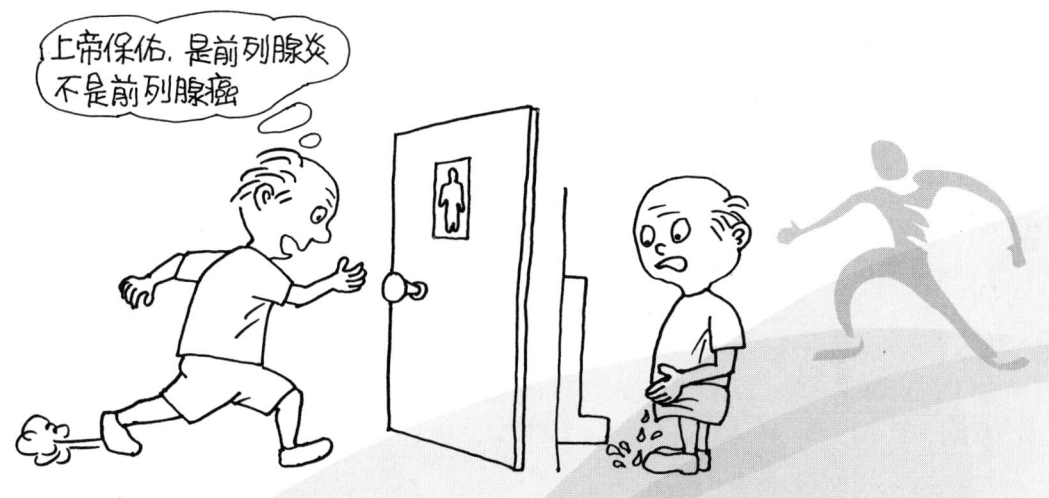

为前列腺癌,但是前列腺增生可以与前列腺癌共存。虽然两者之间并没有必然的因果联系,但患者不能掉以轻心的是,临床很多确诊已是晚期的前列腺癌患者在确诊前都认为自己是前列腺增生,从而错过了最佳治疗时间。两者在症状上非常"雷同",常易被人混淆。像尿意频繁、夜尿增多、排尿不畅、排尿疼痛等,很多普通市民都以为是前列腺炎、前列腺增生。因此,建议患者尽早就医,通过前列腺特异抗原检查,排除癌变可能。

2. 前列腺结石不会导致前列腺癌

在健康检查时,经常有 B 超检查报告前列腺结石或钙化。目前很难看到有关前列腺结石这方面的书籍,许多细心的人经常为前列腺结石或钙化忧心忡忡。尤其是老人,前列腺增生还有结石,这不是雪上加霜吗?其实前列腺结石并不对人体造成危害,它们位于前列腺的腺管中,长不成大结石的,既不影响排尿,也不会导致前列腺癌。

前列腺增生症手术剜除后为什么还会发生前列腺癌

李先生70岁了,刚刚因为前列腺增生接受了手术治疗,"摘除了"前列腺,但出院时医生告诉他仍有得前列腺癌的可能性。李先生糊涂了,前列腺"切除"后怎么还会得前列腺癌?

前列腺好比一个去核的苹果,前列腺增生好发于它的中央区域,好比苹果肉,而前列腺癌则好发于它的周边地带,好比苹果皮部分。我们通常所说的前列腺增生手术,是指通过开刀或经尿道手术把增生的腺体也就是"苹果肉"部分切掉,但是前列腺的"苹果皮"部分仍然保留,也就是说,接受了前列腺增生手术后,最易于长前列腺癌的前列腺组织仍然留在人体内,因此,仍然存在患前列腺癌的可能。人们常常会问,那么为什么不将前

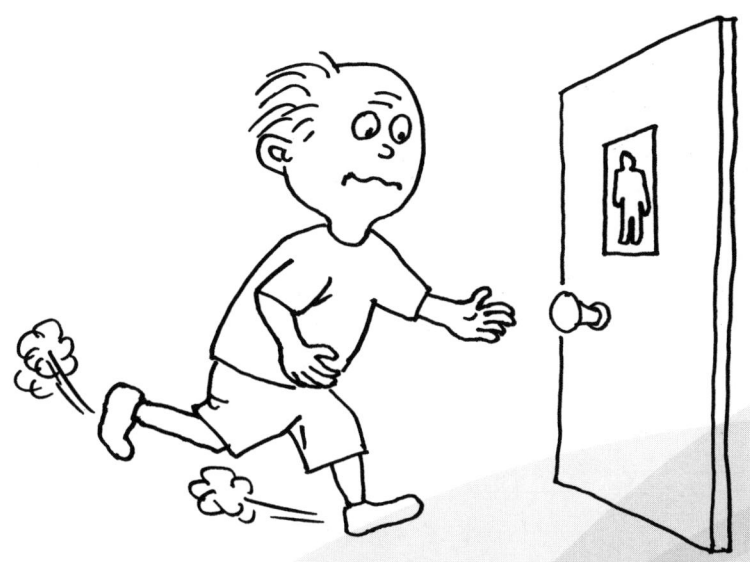

列腺全部切除而免除发生前列腺癌的后患呢？如将前列腺全部切除的话，手术后出现阳痿这样的并发症的机率非常大，有些人还可能会出现尿失禁，这些并发症都会严重影响生活质量。前列腺增生发病率非常高，相比之下前列腺癌要少见得多，因此，不管三七二十一将前列腺全部切除，对前列腺增生的患者来说是得不偿失的。正因为前列腺增生手术保留了前列腺包膜，术后几乎不会发生阳痿和尿失禁。所以在做了前列腺增生手术后，不仅可能出现前列腺增生复发的情况，发生前列腺癌的风险也依然存在，需要定期复查，不能麻痹大意。

出现这些症状，警惕患了前列腺癌

李先生今年60岁，刚刚从单位退休，平时在家种种花养养草，偶尔和老朋友出去吃个饭喝点小酒，生活过得很滋润，但最近感觉解小便没有以前通畅，去厕所的次数也比以前多了，自己以为人老了去厕所多了很正常，也可能是退休后空闲时间多了，喝水也多，就没在意，直到偶尔一次小便里有血才去医院检查，经过相关检查后，被告知已经是前列腺癌晚期了。李先生自我感觉没什么不舒服，怎么就前列腺癌晚期了呢？

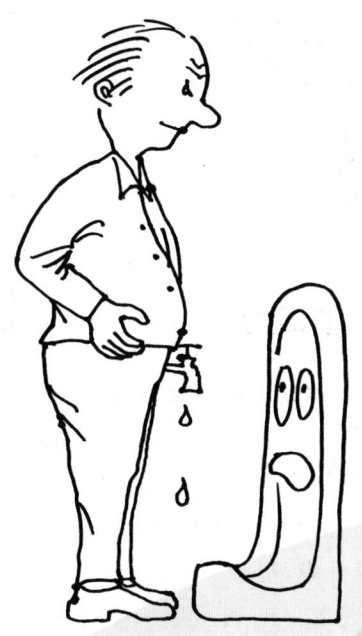

前列腺癌通常没有特殊的症状,尤其早期的前列腺癌,往往没有任何症状提示人们注意它的存在,到出现排尿症状,甚至血尿等,疾病往往已经进一步发展了。对于50岁以上的男性前列腺癌高发人群,如果出现下列症状,应高度警惕前列腺癌的发生。

(1)排尿困难:这是因为前列腺癌细胞是生长在前列腺内部所形成的肿块,肿块足够大时会压迫尿道,增加排尿时尿道的阻力,出现排尿费力,严重者出现尿潴留。有些前列腺癌患者会表现为尿频、尿急,这和膀胱功能的变化也有关系,往往是继发于排尿困难的其他症状。

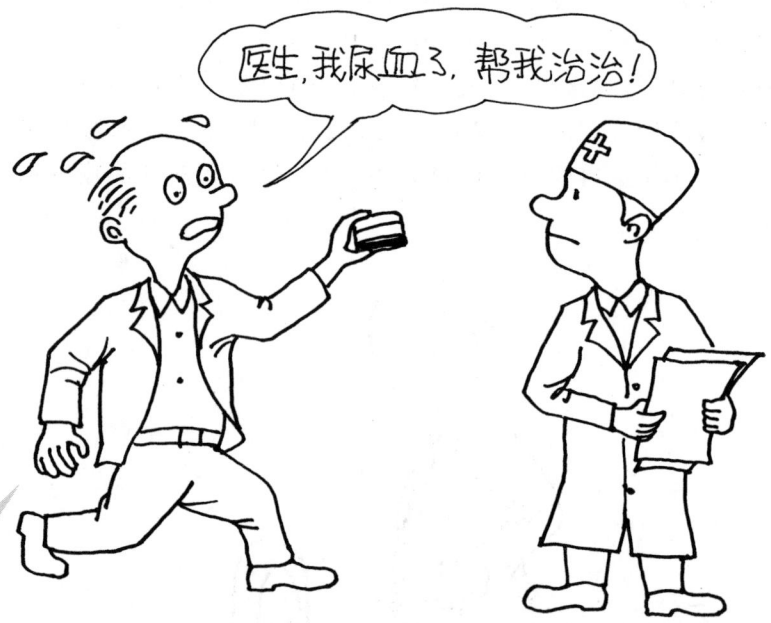

(2)骨痛:如果前列腺癌患者以骨痛为首发症状,这不是一个好现象,说明癌细胞已经转移至骨头里面,也就是说,前列腺癌已进入晚期,90%的晚期前列腺癌首发症状是骨痛,通常出现在确诊前几天甚至几个月。同样,已经确诊前列腺癌的患者如果在治疗期间出现骨痛,提示我们,前列腺癌已经在治疗期间进展,治疗可能面临失败。前列腺癌一个非常重要的特点是易于往骨骼系统转移,骨转移的好发部位最多见的是椎骨,尤其是胸腰椎,其次是骨盆和肋骨,到了晚期则会出现于颅骨、股骨、肱骨、胸骨等。骨转移会严重损害骨的原有功能,包括承重功能等,骨质破坏的结果以及骨功能的丧失,往往导致顽固性疼痛。因此,如果老年男性出现骨痛,应想到前列腺癌的可能,应尽快到泌尿科门诊检查。

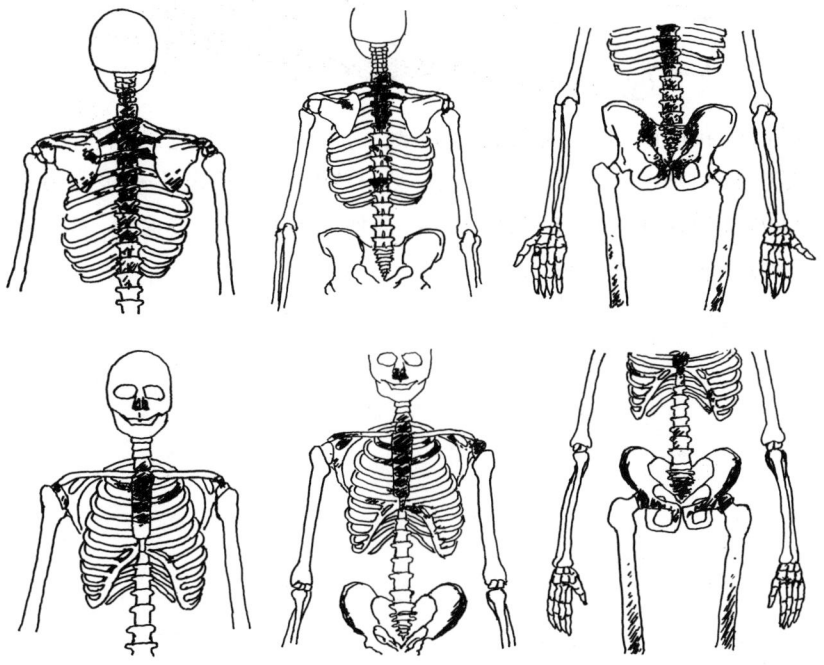

(3)血尿:一般来讲,前列腺癌不会有血尿。因为前列腺癌主要发生于外周带,也就是说,远离尿道的区域,但是,为何一些前列腺癌患者会出现血尿呢?一旦出现血尿,说明前列腺癌组织已经侵犯后尿道或膀胱颈部,已经穿透后尿道或膀胱颈部的癌组织,暴露于尿液中,由于癌组织较脆,就会像膀胱癌一样出现血尿。对于肉眼血尿的老年男性,应全面进行泌尿系统检查,排除包括前列腺癌在内的泌尿系统肿瘤。

但是前列腺增生等也会出现排尿困难、血尿等表现,而且前列腺增生是老年男性都会遇到的问题,因此,出现上述症状也不

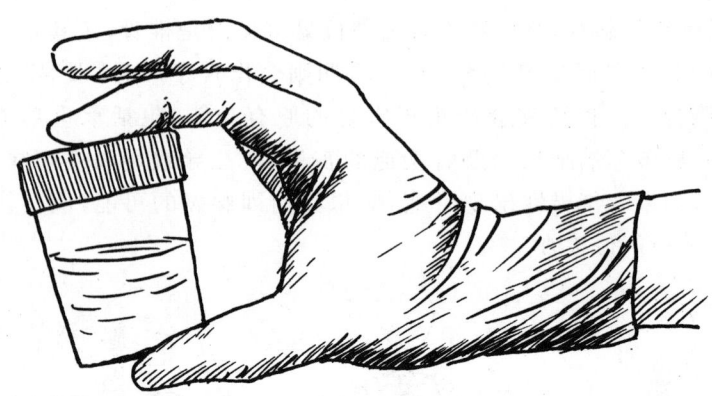

必慌张和忧虑,并不是说是一定得了前列腺癌,但应敲响警钟,尽快找专科医生检查。另外,出现一些全身症状也要积极寻找原因,比如不明原因的持续低热、消瘦、全身乏力、贫血等,都要警惕有前列腺癌的可能。

前列腺癌的诊断方法有哪些

随着医疗技术的进展,目前有很多辅助检查手段用于诊断前列腺癌。

经典的方法是"三联",即直肠指诊、前列腺特异性抗原(PSA)检查和经直肠超声检查。

(1) 直肠指诊即平时俗称的"肛诊",缩写为"DRE"。前列腺直肠指诊是诊断前列腺癌的主要方法。在70%的病例中可获得诊断。对于45岁以上的男性做直肠指诊普查可早期发现前列腺癌。

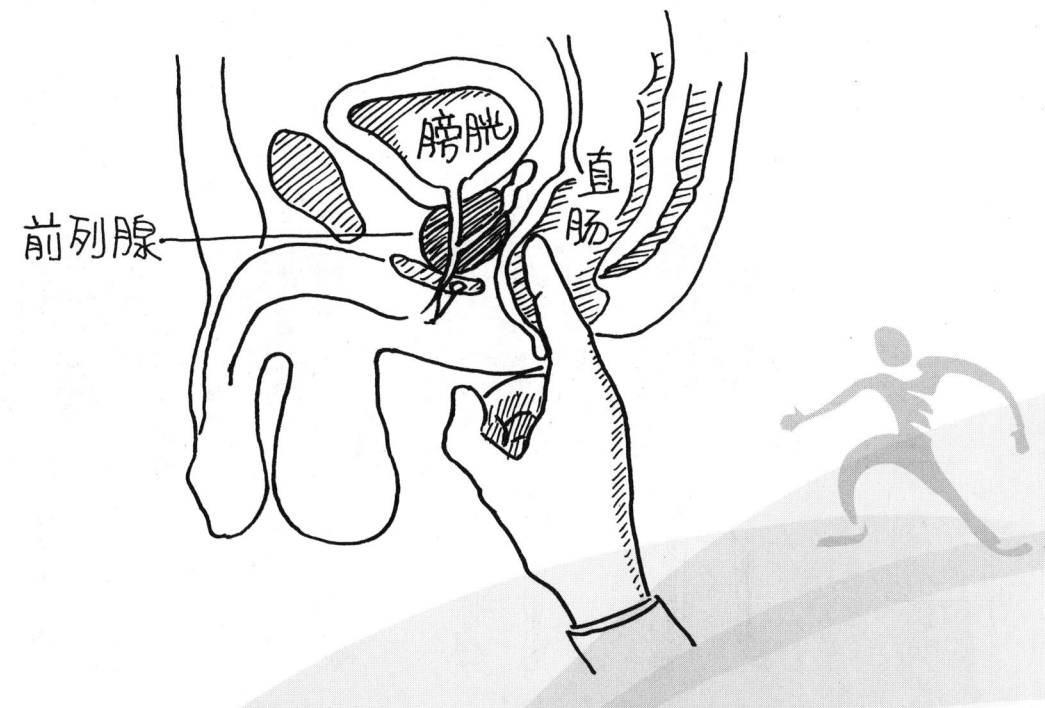

(2) 前列腺特异性抗原(PSA)检查：PSA 具有更高的前列腺癌阳性诊断预测率，同时可以提高局限性前列腺癌的诊断率和增加前列腺癌根治性治疗的机会。

(3) 经直肠超声检查：经直肠超声检查可清晰显示前列腺大小、包膜完整性、是否凸向膀胱、结节大小数目等情况，可以宏观地鉴别前列腺增生症和前列腺癌，同时可以引导前列腺穿刺活检。随着超声设备及技术的进展，彩色超声及三维超声逐渐用于临床诊断。

(4) 其他影像学检查技术包括 CT 和 MRI，全身骨核素扫描(ECT)。

① CT 和 MRI。CT 和 MRI 对早期前列腺癌诊断有很大限制，特别是Ⅰ和Ⅱ期包膜内小结节癌灶的发现率低。但对临床分期有重要作用，可以检测前列腺轮廓、周围脂肪间隙、盆腔器官转移、盆腔淋巴结肿大、骨及远处脏器转移。CT 和 MRI 检查主要用于确定病变范围、分期，估计手术疗效、预后等。

② 全身骨核素扫描(ECT)。全身骨扫描主要针对晚期前列腺癌患者，前列腺癌最常见的远处转移是成骨，多见于脊柱骨和盆骨，可能是前列腺静脉与脊椎静脉系统相连接的原因。当确

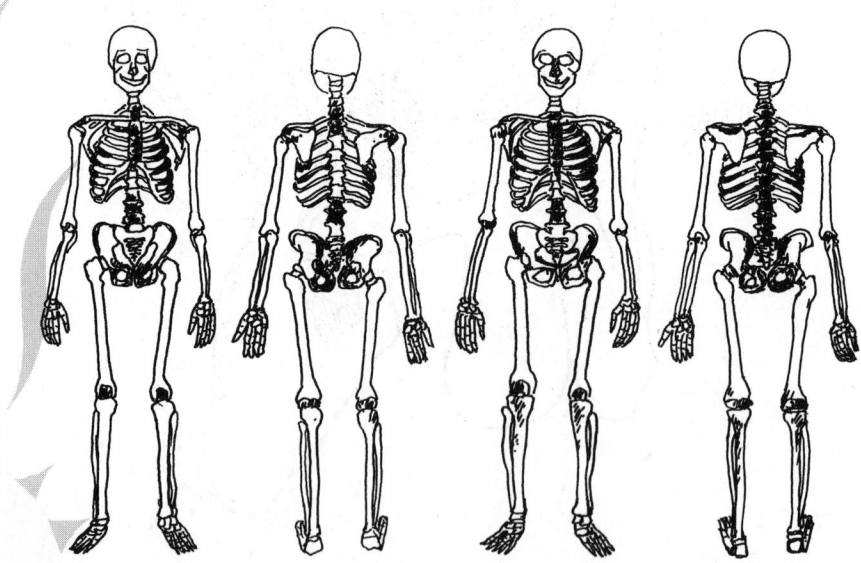

诊为前列腺癌时,不管患者是否有骨痛症状均应该行ECT检查,这对治疗方案和预后有重要意义。

PET-CT检查是现代最高端、最高档次的疾病筛查设备,检查癌症有着突出的优势。PET-CT检查是将PET和CT的技术融合起来,拥有两者的优点,患者只需进行一次检查,可完成两次扫描,通过图像重建融合技术形成整合图像。同时PET-CT检查能较好地显示肿瘤的部位,能精确地区分肿瘤的边缘、大小、形态及与周围比邻的关系,有利于提高行经直肠前列腺穿刺的准确性。PET-CT检查其清晰的显像能够帮助我们显示前列腺癌早期的细小病灶,发现早期无症状时的癌症病灶,这是很多普通检查无法比拟的。

上述检测主要用于前列腺癌的筛查和辅助诊断,目前诊断前列腺癌的"金标准"依然是前列腺穿刺活组织检查术。

穿刺活检是有创性检查,即通过穿刺得到一定量的前列腺活组织,制成切片后在显微镜下直接、直观地观察组织的病理学和组织学表现,判断肿瘤的存在以及肿瘤的分级,此外,也可以在此基础上进行免疫组化等检查。但是由于前列腺癌具有散在分布的特点,穿刺活检具有一定的假阴性率,因此,在第一次穿

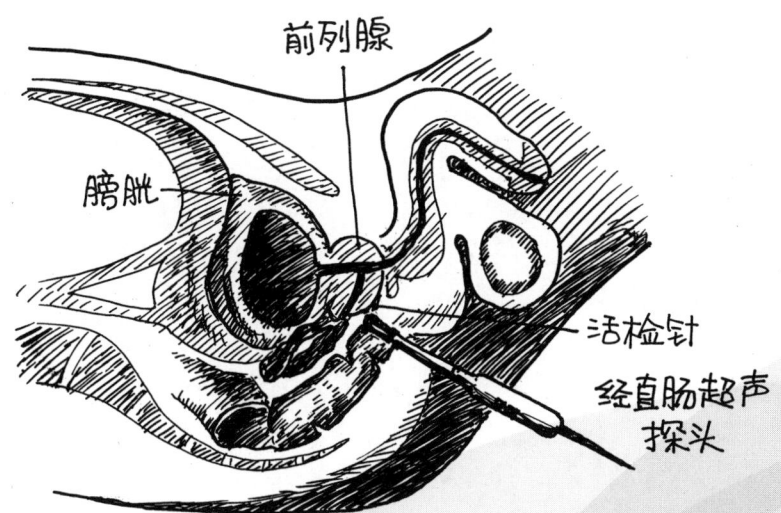

刺活检阴性后，对于高度怀疑前列腺癌患者需要进行第二次甚至第三次穿刺活检。

总之，虽然前列腺癌的诊断方法不断改进，但目前仍无一种最敏感和最可靠的方法。在筛选患者时应从简到繁，先考虑无损伤检查，后考虑创伤检查。对可疑病例以前列腺活组织检查最为可靠。

如何早期发现前列腺癌

早期前列腺癌通常没有症状,而到出现症状时往往都是晚期,失去了手术的最佳时机,那么我们该如何早期发现前列腺癌呢?

(1)前列腺特异性抗原(PSA):这是目前最有价值的检验项目,用于前列腺癌的筛选诊断。临床上一般认为>4 ng/ml应进一步检查。

(2)直肠指诊:直肠指诊对早期诊断前列腺癌非常重要。

(3)经直肠彩超:寻找可疑病灶,并能初步判断肿瘤的体积大小。

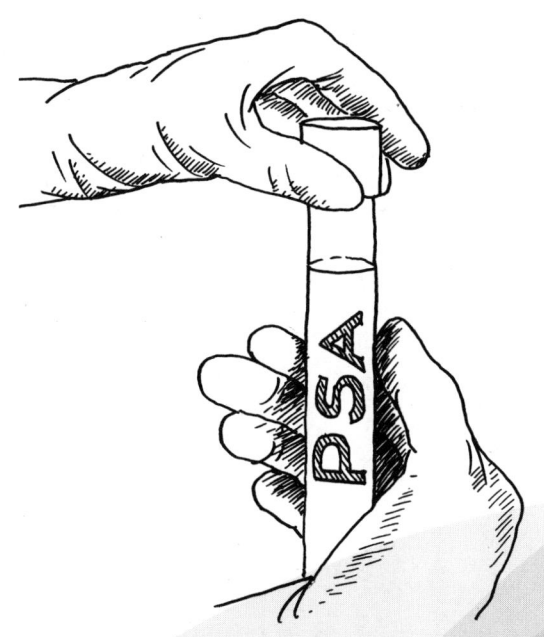

(4)穿刺活检：在TRUS引导下进行前列腺系统性穿刺活检，是前列腺癌诊断的主要方法（前列腺穿刺活检是在超声波的引导下，通过细针穿过直肠壁进入前列腺组织，提取少量组织，提取出来的组织略微比头发丝粗，对于患者来讲，就像平常挂水时被护士戳一针一样，并不像患者想的那样可怕）。

(5)其他影像学检查：像CT、磁共振等影像检查，图像清晰，分辨率高，且安全无痛苦，是一项有诊断价值的检查，可以发现早期病变。

目前，国内专家认为对50岁以上有下尿路症状的男性应进行常规PSA和直肠指诊检查，对于有前列腺癌家族史的男性人群，应该从45岁开始定期检查、随访。

真真假假的"前列腺癌"

1. 有排尿问题就是前列腺癌吗

前列腺癌可压迫尿道出现排尿困难,但是并不是说所有出现排尿症状的患者都是前列腺癌。前列腺是人体内随着年龄增长而持续生长的器官,而且50岁以后生长速度加快,理论上讲,所有的男性如果生命足够长,都会受到另一前列腺疾病——前列腺增生的影响,前列腺增生也可以压迫尿道造成排尿障碍,产生一系列排尿困难症状。因此,老年男性出现排尿症状,很可能是前列腺增生引起的,如果PSA正常,直肠指诊检查和B超等都正常,前列腺增生的可能性更大,但是,每年仍需动态检测PSA及直肠指诊等,以早期发现潜在的前列腺癌。

对于部分慢性前列腺炎的患者,也会表现为排尿症状,而且前列腺炎往往会影响PSA的测定值,但是对于这部分患者,抗生素治疗有一定效果,结合其他表现以及直肠指诊、B超等可明确诊断。对于糖尿病患者,由于血糖过高可能影响膀胱功能,往往也会产生一些排尿障碍。

2. 有血尿就是前列腺癌吗

王先生是一位50多岁的工程师,平时工作比较忙,也没顾上每年的健康体检,近期发现小便里多次出现血凝块,这引起王先生的恐慌,因为老父亲是在数次血尿后发现患有前列腺癌的,所以王先生赶紧去医院查了PSA、B超等项目,但各项指标都是正常的,那么血尿又是从哪来的呢?

引起男性血尿的原因有很多。除了前列腺癌可能出现血尿外,泌尿系统其他的恶性肿瘤也能引起血尿,比如肾癌、肾盂输尿管移行细胞癌、膀胱癌、尿道癌等；此外，一些良性疾病，如前列腺增生、尿路感染、结石等，也会引起血尿。但是，老年人一旦出现血尿，即需引起高度重视，应尽快找专科医生进一步检查，明确血尿原因。

3. PSA 高就是前列腺癌吗

虽然 PSA 是前列腺特异性抗原，但 PSA 升高并不能与前列腺癌画等号。除前列腺癌外，前列腺炎、良性前列腺增生和尿道手术后均可导致总 PSA 水平（游离 PSA 加复合 PSA）升高，所以 PSA 升高只是提示前列腺异常，并不能判断其性质。目前国内外比较一致的观点是，血清总 PSA＞4.0 ng/ml 为异常，对初次 PSA 异常者建议复查。当 t-PSA 介于 4～10 ng/ml 时，发生前列腺癌的可能性大于 25％。当血清 t-PSA 介于 4～10 ng/ml 时，f-PSA 水平与前列腺癌的发生率呈负相关。国内推荐 f-PSA/t-PSA＞0.16（游离 PSA/血清总 PSA）为正常参考值。

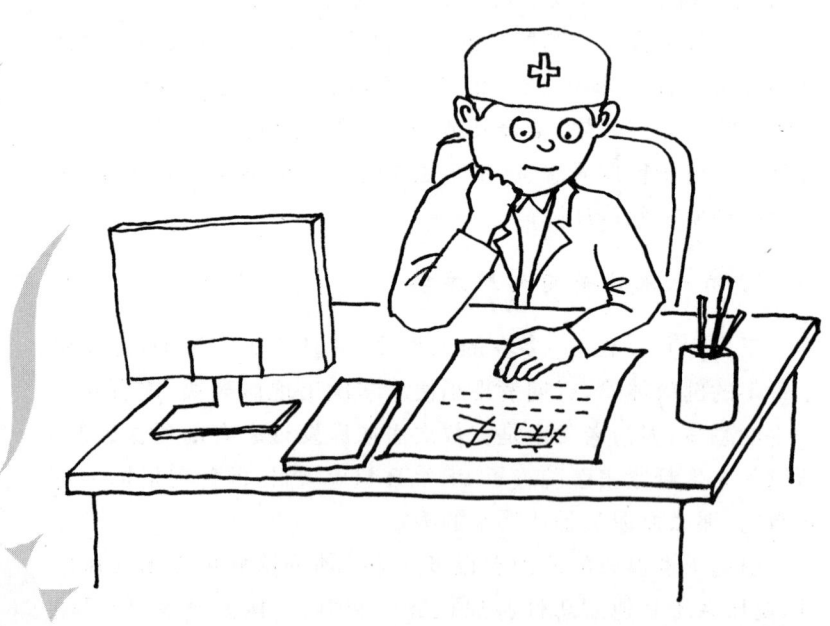

对于PSA异常不可掉以轻心,都要做进一步检查。通过PSA和直肠指诊检查,可早期发现前列腺癌,前列腺癌常表现为前列腺质地坚硬的结节;前列腺磁共振检查(MRI)或经直肠超声检查(TRUS)也可以帮助早期发现可疑的病变。前列腺癌的确诊还要依赖前列腺癌的活检,对于任何怀疑前列腺癌的患者,及时进行系统的前列腺穿刺活检,是早期确诊前列腺癌的重要一步,但是由于前列腺癌具有散在分布的特点,穿刺活检具有一定的假阴性率,因此,有些患者甚至经过多次穿刺活检方可确诊。

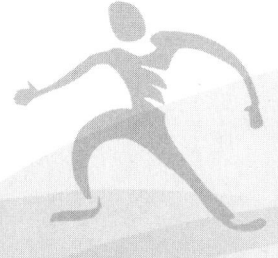

直肠指诊检查前列腺的必要性

黄大爷今年 65 岁，平时小便时有点费劲，于是去医院看病，医生让黄大爷把裤子脱了，做直肠指诊，黄大爷感觉挺尴尬的，检查时也感觉挺难受的，如今医学那么发达，难道没有其他检查方法可以替代吗？在所有前列腺癌的检查中，直肠指诊是最简单的方法，但它非常重要。虽然现在有 PSA 检查等可用于早期诊断前列腺癌，但仍不能取代直肠指诊作为诊断前列腺癌的第一线检查方法。前列腺后面与直肠下段前壁紧贴，通过直肠指

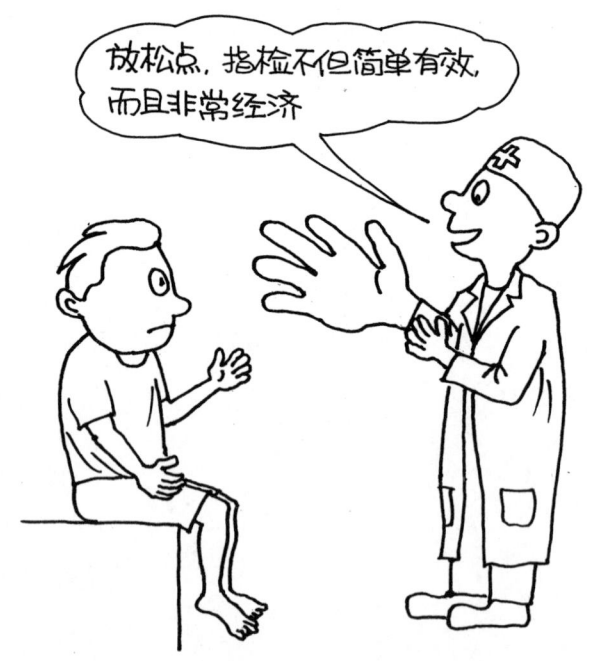

诊可以触及前列腺,从而了解前列腺的大小、形态、质地、有无结节等信息。通过直肠指诊,医生可发现前列腺癌的硬结区。特别是对无症状的前列腺癌患者,认真、仔细的直肠指诊对前列腺癌的早期诊断和分期都有重要意义。如指诊发现可疑硬结节的话,就需要进一步行前列腺穿刺活检,约70%的患者可得到确诊。如前列腺癌能早期发现,及时治疗可以明显提高生存率,降低癌转移的发生。因此,在没有更好的检测早期前列腺癌的方法之前,50岁以上的男性,应每年进行一次直肠指诊。

1. 直肠指诊的操作流程

直肠指诊就是医生用一个手指头伸进患者的肛门,在患者肛门内进行触摸,是检查疾病的一种简便易行却非常重要的临床检查方法。直肠指诊不需任何辅助设备。常用检查体位有以下三种:①膝胸式:适于检查男性患者,尤适于做前列腺及精囊的检查,而且也是检查肛门、直肠的较好体位。②左侧卧式:适用于检查女性患者,男性患者亦可采用。③仰卧式:有腹腔疾患或不便于改换体位时可用此式,对身体虚弱者尤为适用。检查时,医生右手戴好手套或者指套,涂润滑剂以减轻对病位的刺激,按压肛门周围皮肤有无压痛、肿块,如血栓性外痔质地较硬,表面光滑,一般触痛明显,结缔组织外痔和静脉曲张外痔质地较柔软,无明显触痛。然后以右手示指在肛口轻轻按摩,使其适应,并嘱咐患者张口呼吸,全身放松,待肛门括约肌放松后,将检查手指徐徐插入肛门,触摸肛管及直肠下端,可以在皮下扣及外括约肌皮下部、括约肌间沟、肛窦、肛管直肠环等部位。

2. 直肠指诊发现前列腺有结节并不能立即诊断为前列腺癌

如果直肠指诊时发现结节,医生一般会建议你去查PSA和前列腺B超,以获得进一步的诊断的证据,但是一般来讲,直肠指诊触及前列腺结节,不管PSA是否异常,均应进行B超引导下前列腺穿刺活检检查,以明确结节的性质。并不是说所有前列腺结节都是前列腺癌,其中慢性前列腺炎等良性疾病也有可能,建议发现前列腺结节的所有患者都接受前列腺穿刺活检是为了慎重起见。一部分患者直肠指诊时未触及明显结节,但是仍不能完全排除患前列腺癌的可能,需要进行其他辅助检查(PSA筛选和超声检查等)来进一步确诊。

直肠指诊检查和血清前列腺特异性抗原测定是筛选前列腺癌的"一线"的检查方法,换句话说,50岁以上的男性每年都应对前列腺进行一次直肠指诊和血清前列腺特异性抗原测定,如发现异常情况,就应积极地进行经直肠超声检查,并根据检查结果做进一步的处理。经过这些检查,能及时发现早期前列腺癌,并尽早进行前列腺癌治疗,能明显提高患者的生存率,降低转移率。

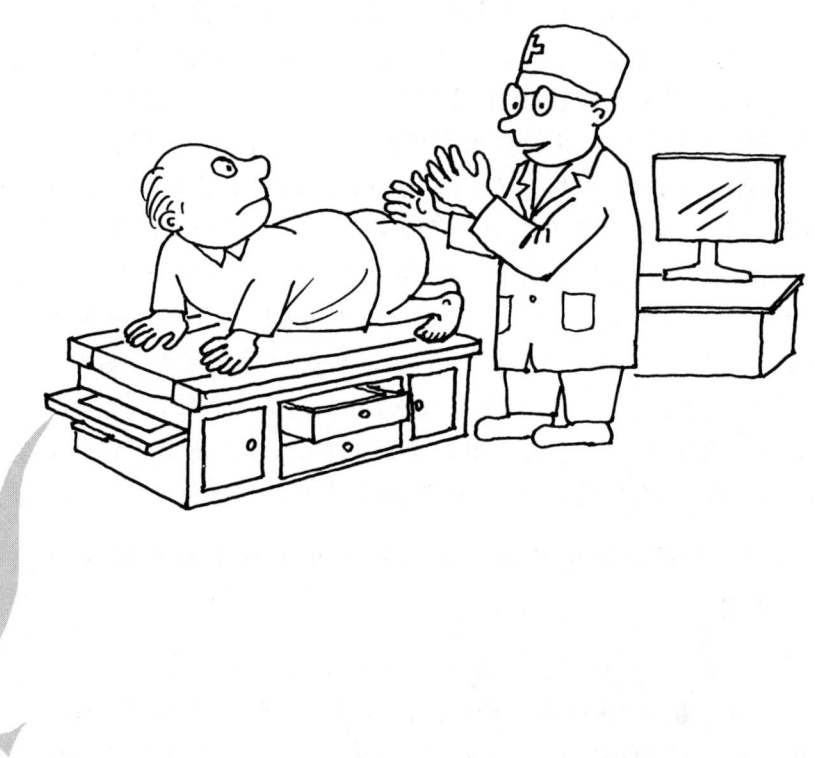

PSA 检查的准确性和意义

前列腺特异性抗原（PSA）是指由前列腺细胞产生的一种蛋白，可以分泌到血清当中。PSA 具有组织特异性，只存在于人前列腺腺泡及导管上皮细胞胞浆中，不表达于其他细胞，因此，可以作为筛查前列腺癌和监测前列腺癌疾病变化的标志物。

1. PSA 筛查

面对前列腺癌这样的恶性疾病，进行高危人群筛查，早诊早治是关键。作为前列腺癌诊断的"金标准"——穿刺活检后病理学诊断，是一种侵入性、创伤性的检查方法，且会带来一定的并发症，并不适合大范围高危人群的初次筛查。由于前列腺癌患者在出现临床症状之前，大多数都会出现 PSA（血清学前列腺特异性抗原）水平的升高，因此，目前国内外指南推荐对高危男性

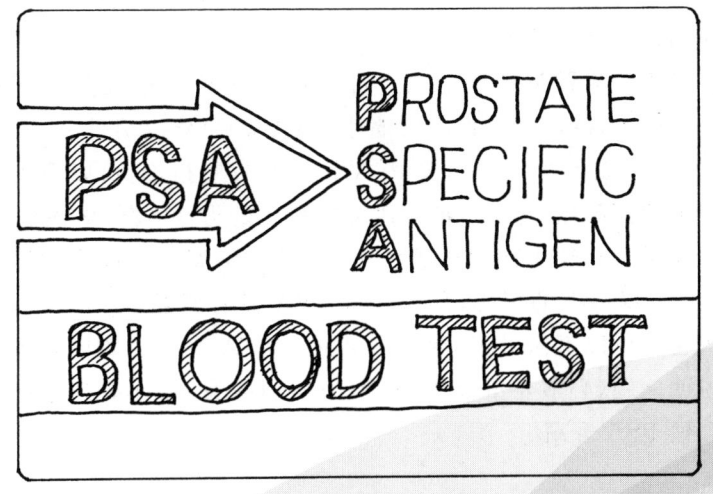

进行 PSA 筛查,结合直肠指诊进行早期筛查。

作为防癌筛查,国内绝大多数医疗机构确定 t-PSA(总 PSA)<4 ng/ml 是其正常值。这里要强调并不是 4 ng/ml 以上都是恶性,或者 4 ng/ml 以下都不是恶性。应该理解为:4 ng/ml 以下前列腺癌的发生概率很低,而超过 4 ng/ml 前列腺癌的概率逐渐增高,并且随着 PSA 数值的增大这种概率是越来越高的。4~10 ng/ml 称为灰区(有部分患者可能诊断出前列腺癌,但多数不是前列腺癌)。如果患者查出 t-PSA 位于灰区,到底该不该做前列腺穿刺活检呢?这要结合 t-PSA 以外的其他辅助性的指标进行评估,包括游离 PSA(f-PSA)、PSA 倍增时间、PSA 密度、前列腺肿瘤体积比较等,这些都能给医生提供更多的判断信息。研究表明,f-PSA 与 t-PSA 比值和前列腺癌的发生率呈负相关,是提高 t-PSA 处于灰区的前列腺癌检出率的有效方法之一。临床上推荐 f-PSA/t-PSA>0.16 为正常值。如果 f-PSA/t-PSA<0.16,则该患者发生前列腺癌的可能性为 17.4%;相反,f-PSA/t-PSA>0.16,发生前列腺癌的可能性只有 11.6%。

对于 PSA 正常,但直肠指诊或超声检查等发现异常而怀疑前列腺癌的患者,仍需积极进行穿刺活检,切不可认为 PSA 正常就高枕无忧了。对于 PSA 正常的中老年男性,仍要定期进行直肠指诊等其他检查。

几乎所有前列腺癌的患者都是在 50~60 岁。美国泌尿外科学会(AUA)和美国临床肿瘤学会(ASCO)建议男性从 50 岁开始,一年或者两年做一次 PSA 筛查和直肠指诊,可以帮助发现早期前列腺癌,对于有前列腺癌家族史的男性人群,应该从 45 岁开始进行每年 1 次的检查。另外,前列腺癌是进展非常慢的疾病,75 岁以上的男性,如果之前 PSA 没有问题,75 岁以后的筛查也是可以不做的,不会危及生命。PSA 一次数值增高也不能说明问题,必须要重复检查,因为前列腺炎、良性前列腺增生也会使 PSA 升高。

2. PSA 检查前注意事项

PSA 检测为抽血检查,但影响检查结果的因素较多,因此有一些注意事项:患急性前列腺炎、尿潴留等疾病期间不宜做该检查;检查前一周不能做前列腺按摩;检查前 3~5 天内不要骑自行车;做前列腺穿刺后一个月方可做此检查;做直肠指诊、膀胱镜检查、导尿等操作 48 小时后再做此检查;射精后 24 小时方可做检查,因此检查前一天最好停止性生活。

3. PSA 检查的准确性

任何检查都存在误差。除了因检测机器灵敏度差异导致最终检测值存在误差外,很多因素都会影响血清 PSA 的检查结果。最常遇到的因素是医生进行肛门指诊,检查前列腺时手指挤压到前列腺,会使血液中 PSA 值升高。此外,如前列腺按摩、前列腺穿刺活检、经直肠前列腺超声检查、膀胱镜检查、导尿操作和急性前列腺炎、尿潴留、发热等情况下 PSA 值也会异常升高。而有些药物如保列治等可使 PSA 值降低。进行 PSA 检查时,需要先排除上述因素的干扰,如果近期有以上的情况,应向医生说明,选择合适的时机,以期获得尽可能准确的 PSA 数值。一般认为,PSA 检查应在前列腺按摩后 1 周,直肠指诊、膀胱镜检查、导尿等操作 48 小时后,射精 24 小时后,前列腺穿刺 1 个月后进行。PSA 检查时应无急性前列腺炎、尿潴留、发热等疾病。如果排除了影响因素,这个指标对于提示前列腺肿瘤的敏感度和准确性都是比较高的。

4. 发现 PSA 升高怎么办

李先生今年 38 岁,一个月前参加单位体检,发现 t-PSA:10.81 ng/ml,f-PSA:0.33 ng/ml,前列腺 B 超显示正常,建议泌尿外科就诊。于是李先生来医院复查 PSA 指标,t-PSA:7.8 ng/ml,医生给李先生进行了直肠指诊,前列腺略有肥大,建议服用"前列欣"半个月,停药半个月,一个月后复查。复查结果出乎李先生的意料,PSA 反而高了(10.94 ng/ml)。李先生焦虑了,怎么办,难道得了前列腺癌?

前列腺癌细胞喜欢吞噬游离的 PSA,所以在前列腺癌的患者当中总 PSA 升高,但是游离的 PSA 会被前列腺癌细胞吃掉很多,所以 f-PSA 比例是降低的。如果 f-PSA 比例小于 15% 就要高度怀疑有问题。这个患者 t-PSA 是 10 ng/ml,超过了我们说的灰区范围,另外游离 PSA 跟总的 PSA 比只有 3%,也低于我们说的 15%,这个患者是有前列腺癌风险的。但是患者年龄只有 38 岁,45 岁以下的人不能说绝对没有前列腺癌,但是可能性比较低,这个患者也做了直肠指诊,前列腺增大,但是没有发现任何像肿瘤的结节。

该患者三次 PSA,分别是 10.81 ng/ml、7.8 ng/ml、10.94 ng/ml,所以这个波动曲线不是很明确,患者最好过一两个月再做一次 PSA,除外中间一次 7.8 ng/ml,如果患者 PSA 还有升高趋势,可以建议患者做经直肠 B 超检查或者磁共振检查,必要时可以做穿刺活检术。

如果怀疑是前列腺癌的患者首先建议验血查 PSA,然后给患者做直肠指诊,然后再去做超声。有时候直肠指诊不是特别准确,所以需要做超声来指导是否给患者做穿刺。

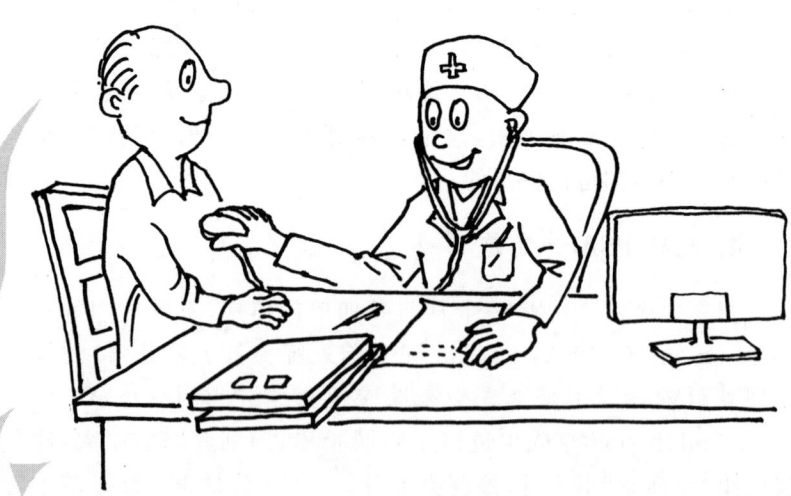

5. 不是所有PSA升高都是前列腺癌

通常来说，前列腺癌患者会出现PSA的升高，但是并不是所有PSA升高的患者都是前列腺癌。这是因为，前列腺组织内PSA浓度极高，是血清中我们可测得的PSA值的数百万倍，正常情况下只有极少部分PSA进入血液，前列腺癌因为癌细胞生长导致前列腺组织破坏，造成PSA进入血液增多。但是，其他一些疾病或因素也会造成PSA进入血液增多，造成我们测得的血清PSA升高，比如前面所说的那些影响因素。另外，部分前列腺增生患者也会出现PSA升高，但是，一般来讲，前列腺增生患者造成的PSA升高大多不会超过10 ng/ml，而且，游离PSA（f-PSA）较高。如果偶尔一次的PSA升高，可在排除干扰因素后短期内复查，如果2次以上的PSA结果都异常，应进一步检查，不可掉以轻心。

6. PSA筛查的重要性

前列腺癌的患者PSA水平会逐年升高，定期进行PSA检查，可在出现临床症状前就出现PSA异常，提示人们进一步检查，从而较早发现前列腺癌。定期进行PSA检查可早期发现前列腺癌，提高前列腺癌根治的机会。目前，我国前列腺癌确诊时属于晚期的占比很高，就是因为人们没有重视PSA的筛查。

前列腺癌诊断"金标准"
——前列腺穿刺活检

1. 什么是前列腺穿刺活检术

前列腺穿刺活检,是将一个类似长针头的探针刺入前列腺内,抽取数个组织条后化验,获得病理诊断,包括前列腺癌细胞的分化以及评分等,这是确诊前列腺癌必需的步骤。前列腺穿刺根据引导方式分为B超引导下前列腺穿刺和手指引导下盲穿;根据穿刺途径分为经直肠或经会阴前列腺穿刺。超声引导下的前列腺穿刺活检由于能时时观察到穿刺针的进路和到达所需取材部位,因而取材准确性较手指引导下的穿刺大为提高,活检阳性率高。此外,超声引导下经直肠较经会阴途径进针距离短,穿刺过程中穿刺针不会发生偏差,操作容易,无需反复调整

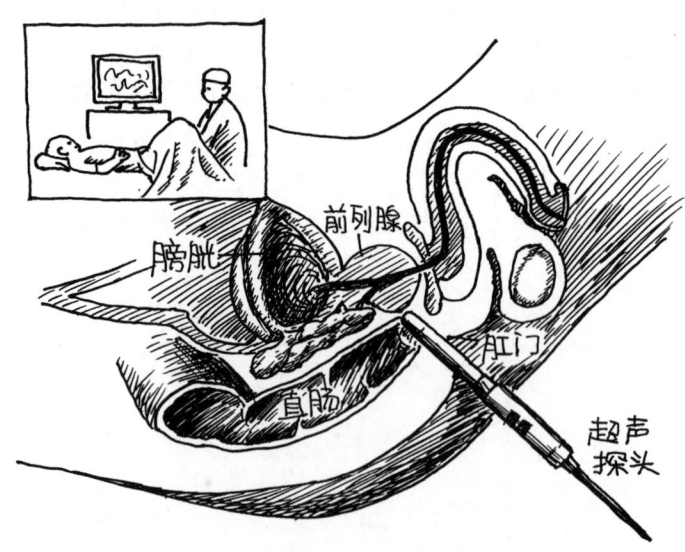

方向,损伤也小,更适合多点取材。对于穿刺针数,研究发现,10针以上穿刺的诊断阳性率明显高于10针以下,且不明显增加并发症。

2. 哪些患者适合前列腺穿刺活检

目前,前列腺穿刺的适应证还存在争议,但普遍认同的适应证是:①直肠指诊异常。②总 PSA>10 ng/ml,需立即行前列腺穿刺活检;4~10 ng/ml,则需结合患者年龄、f-PSA 与 t-PSA 比值、PSA 密度等进行综合考虑;PSA 增高伴有 TRUS 异常时,需要穿刺活检。③初次活检发现前列腺上皮内瘤。直肠指诊异常是绝对适应证,包括触及硬节、前列腺质地偏硬等。国内最权威的中华泌尿外科学会制定的前列腺癌诊疗指南中的前列腺穿刺活检指征为:①直肠指诊发现结节,任何 PSA 值。②PSA>10 ng/ml,任何 f/t PSA 和 PSAD(PSA 密度)值。③PSA 4~10 ng/ml,f/t PSA 异常或 PSAD 值异常。④PSA 4~10 ng/ml,f/t PSA 和 PSAD 值正常,B 超发现前列腺低回声结节或/和 MRI 发现异常信号。

3. 穿刺前后注意事项

虽然前列腺穿刺是一项诊断前列腺癌的辅助检查,但是这项检查毕竟是一个小手术,因此,在穿刺前需要做好相应各项准备。首先要在门诊或病房进行常规的血液检查,判断患者是否存在贫血、血小板减少、出血倾向等穿刺的禁忌证。如果在服用阿司匹林等影响凝血的药物,要停药 1 周以上,否则穿刺后会导致不必要的出血。对于老年患者心电图检查也是必要的。此外,患者在穿刺前的几天(一般为 3 天)连续口服抗生素预防穿刺后感染,因直肠内以大肠杆菌和厌氧菌为主,因此,抗生素常以甲硝唑配伍其他敏感菌服用。在穿刺前夜,患者应在晚饭后禁食,并且服用泻药排空大便作为肠道准备。穿刺前医生和护士等人员会对患者及家属进行相关健康教育,并进行知情同意后的谈话签字。

有条件的医院大都安排患者住院进行前列腺穿刺活检。患者完成穿刺检查后回到病房，应平卧4～6小时，配合护理人员每小时测量心率及血压连续3次。配合医务人员进行抗感染等补液治疗。下床活动后避免剧烈运动以预防出血。患者应注意是否出现血尿、血便等，预防出血。因为大多数前列腺穿刺是经直肠穿刺，易于将直肠内的大量细菌带入体内，引发感染，因此，穿刺后积极预防感染，注意体温的变化，如有发热，及时处理。穿刺后一般来讲可正常饮食，不必禁食、禁水等。保持大小便通畅，医生在穿刺结束后，会在直肠内留置数个消毒棉球，可在穿刺后数小时内排出。

4. 穿刺结果正常能排除前列腺癌吗

穿刺结果正常不能完全排除前列腺癌。前列腺穿刺有假阴性的可能。由于穿刺针数的限制，或者肿瘤体积较小，可能没有穿刺到本就存在的肿瘤细胞，虽然结果是阴性的，但是患者仍然患有前列腺癌。因此，如果PSA异常等，虽然穿刺结果为阴性，仍不能完全排除前列腺癌的可能，要严密随访，如果结果异常，要重复穿刺。

如果第一次前列腺穿刺结果为阴性，但有以下情况时，需要重复穿刺：①第一次穿刺病理发现非典型性增生或高级别PIN。②PSA＞10 ng/ml，任何f/t PSA和PSAD（PSA密度）值。③PSA 4～10 ng/ml，复查f/t PSA异常或PSAD值异常。④PSA 4～10 ng/ml，复查f/t PSA、PSAD、直肠指诊、影像学均正常。严密随访，每3个月复查PSA。如PSA连续2次＞10 ng/ml或PSAD＞0.75/ml/年，应再穿刺。2次穿刺间隔时间尚有争议，目前多为1～3个月。

对2次穿刺结果阴性，符合上述重复穿刺指征的，需进行3次以上的穿刺。

如果2次穿刺阴性，并存在前列腺增生导致严重排尿症状，可行经尿道前列腺切除术，将标本送病理进行系统切片检查。

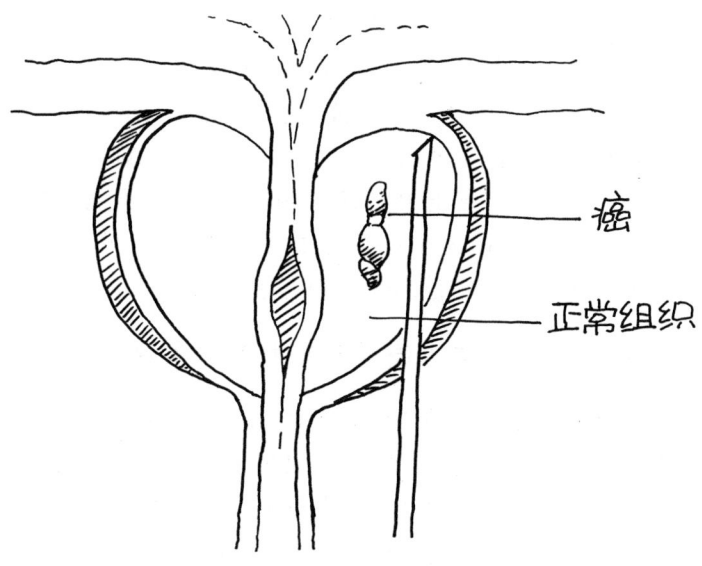

5. 前列腺癌穿刺活检不会致癌细胞扩散

王先生因为体检发现 PSA 升高,所以去大医院进一步确诊检查,医生给王先生做了前列腺穿刺术,术后一周病理结果为前列腺癌。得到结果后,王先生茶饭不思,担忧一周前前列腺穿刺术会不会引起癌细胞扩散转移。

从理论上讲,对癌组织的刺激,包括针刺、切除、取活组织,甚至用力揉搓和挤压等,都可能造成癌细胞的脱落和扩散、转移。穿刺时的细针进入肿瘤后再拔出,可能会使针道中沾染少量恶性细胞。有人对细针的外壁作涂片观察,在一小部分病例中,确实找到了恶性细胞,因此,恶性肿瘤沿着细针通道扩散的可能性是存在的。但前列腺癌和其他癌肿完全不同,根据全球文献统计结果,迄今为止没有一例患者是因穿刺活检而引起癌细胞转移的。

6. 经直肠前列腺穿刺并非"痛不欲生"

前列腺穿刺活检带来的不适包括两部分:一是因为要将超声探头以及穿刺枪置入直肠,引起不适,这类似于直肠指诊引起的不适，大多可以耐受；二是穿刺针经过直肠壁刺入前列腺引起的不适。前列腺穿刺针较细，且进针迅速瞬间完成，因此，在患者平静、放松的情况下产生的痛苦较小，一般可以耐受。

一般国内开展经直肠前列腺穿刺的医院在穿刺时不使用麻醉。也有少数医院开展局麻下的穿刺活检，包括直肠内注入麻醉凝胶、肛门两侧的阻滞麻醉等，但效果一般。如少数患者在穿刺后仍然主诉有局部疼痛，可口服止痛药治疗。

7. 前列腺穿刺的危险性和可能的并发症

前列腺穿刺是有创检查，可能发生的并发症可以从排尿困难到死亡，但死亡发生率很低，所以出现并发症很少需要住院治疗。临床上主要的危险及并发症有以下几点。

（1）出血：前列腺穿刺术后并发症中最常见的是出血，包括血尿、血精、血便，其中血尿最常见，大约有50%的患者表现为肉眼血尿，穿刺前列腺中线部位会使这样的并发症增多。在操作过程中，如尿道口出现肉眼血尿，需用导尿管或膀胱冲洗以排出血凝块。因为前列腺是一个血供非常丰富的器官，因此，前列腺穿刺后易于出血，甚至出现出血量较大等危险情况。穿刺术后可以行直肠指诊明确有没有直肠出血，如发现显著的直肠出血，需将合适大小的阴道棉条润滑后塞入直肠，留置几小时，可有效止血。

（2）感染：由于直肠是污染器官，经直肠穿刺可能引起菌血症的发生，患者表现为发热、白细胞升高，甚至是高热等，严重的感染经抗生素治疗无效，会引起败血症、脓毒血症，严重时会危及生命。部分患者穿刺后会出现尿路感染、反复的尿路刺激症状，以及尿检查出白细胞等。极少数患者会出现肛周感染，甚至出现脓肿等，应及时处理。

（3）疼痛：前列腺穿刺术引起的疼痛主要与直肠超声探头及穿刺针进入人体后直肠括约肌的痉挛有关，而患者紧张会加重这种不适，一段时间后大都会消失，少数患者需要服用止痛药物。

（4）血管迷走神经症状：这一并发症通常是由穿刺时患者紧张引起血管迷走神经兴奋及直肠扩张导致胃肠道血管扩张和大脑供血不足引起,表现出低血糖症状等。所以术后可以调整适宜的环境温度,适当给予患者支持和安慰,以减轻其紧张情绪。

部分患者会在穿刺后出现排尿困难,甚至出现急性尿潴留,这是由于穿刺后前列腺充血、水肿,压迫后尿道引起排尿困难,可服用坦洛新、特拉唑嗪等α受体阻滞剂治疗,通常会在短期内好转。尿潴留者需留置导尿。

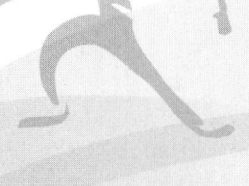

解读前列腺癌的 Gleason 评分

在前列腺癌的病理报告上经常会见到 Gleason 评分。它是用来评价前列腺癌细胞分化程度的一个体系。腺体的分化程度从分化好到分化差,分为 5 个等级(1~5 分)。根据肿瘤的异质性,将肿瘤的生长方式分为主要和次要两种方式,主要生长方式指最占优势面积的生长方式,次要生长方式指不占主要面积但至少占 5% 以上面积的生长方式。若肿瘤结构单一,则可看作主要生长方式和次要生长方式相同。Gleason 评分为两种生长方式评分之和。癌细胞的分化程度与肿瘤的恶性程度和患者的预后密切有关。一般来说,癌细胞分化越差,肿瘤的恶性程度就越高。前列腺癌 Gleason 评分中最低为 2 分(1+1=2 分),最高

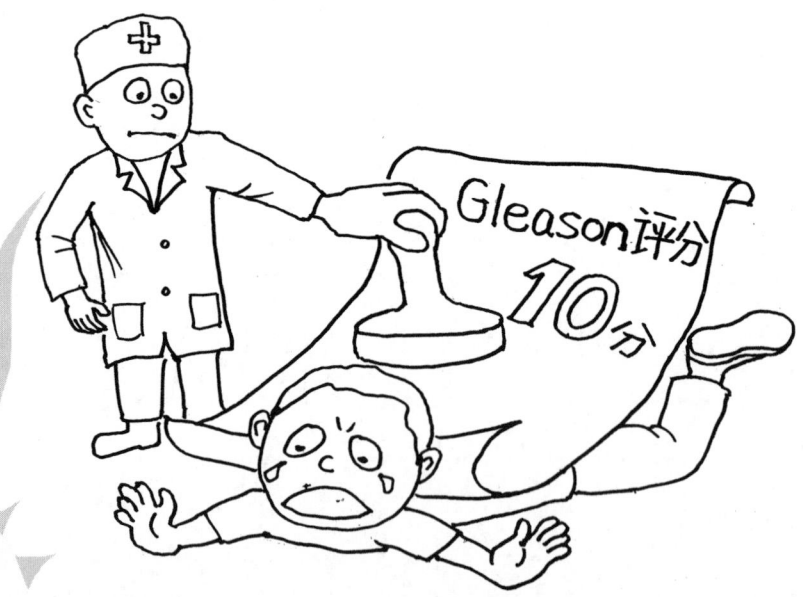

为10分(5+5=10分)。评分为2~4分,说明肿瘤分化良好,恶性度较低;5~6分说明肿瘤分化程度为中等,为中度恶性;7~10分说明肿瘤分化很差,恶性程度高。这里需要说明的是,肿瘤患者的预后主要与肿瘤的分期早晚和治疗方法有关。相对于肿瘤分期来说,肿瘤的恶性程度对预后的影响要小得多。

前列腺癌治疗方法有哪些

随着医疗技术和医疗设备的不断发展,现在用于治疗前列腺癌的方法很多,大体分为手术治疗和非手术治疗。对于某些患者,一些非手术疗法可达到与手术疗法相当的效果。

目前,前列腺癌的治疗方案主要有以下几方面。

(1) 等待观察:就是指主动监测前列腺癌的进程。对于早期前列腺癌,体积很小且生长得很慢,没有任何症状,可通过监测观察疾病进展,在出现肿瘤进展或临床症状明显时给予其他

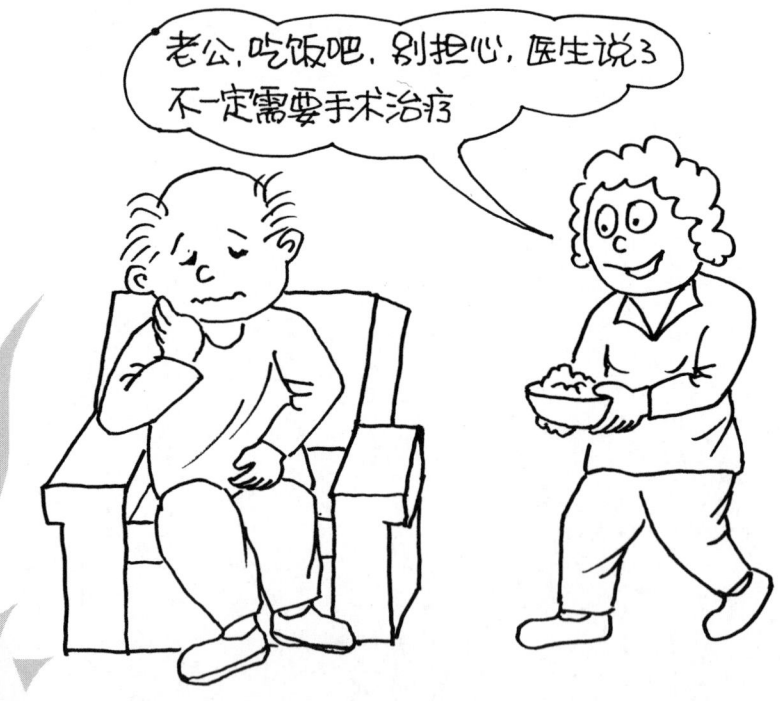

治疗。仅适于少数肿瘤分期较低、分化较好,患者年老或预期寿命较短的患者,因为手术和放疗并不一定能增加预期寿命。选择等待观察的患者必须充分知情,了解并接受肿瘤局部进展和转移的危险,并密切随访。

(2) 前列腺癌治疗手术:包括部分或全部前列腺切除术,手术指征需要考虑肿瘤类型、大小、部位、分期、患者年龄和生活质量。其中,前列腺癌根治术是治愈局限性前列腺癌最有效的方法之一。主要术式包括传统的经会阴或经耻骨后以及腹腔镜和机器人辅助腹腔镜前列腺癌根治术。随着微创技术的发展,新的微创腹腔镜手术与传统开放手术能减少对性功能和排尿功能的影响。

(3) 前列腺癌放射治疗:也就是我们通常意义上的放疗。目的是杀死癌细胞、缩小肿瘤、缓解肿瘤相关症状,包括外照射和内照射。

(4) 前列腺癌近距离照射治疗:也就是把放射性的粒子置入前列腺内杀死肿瘤细胞的方法。

(5) 前列腺癌化学药物治疗:也就是我们通常意义上的化疗,多用于晚期或转移的前列腺癌,目的是干扰肿瘤细胞分裂增殖。现在提倡综合疗法,与营养治疗、心身治疗和康复治疗相结合,有助于减少化疗的不良反应。

(6) 前列腺癌免疫治疗:常用于转移癌和晚期利用机体自身免疫力杀灭肿瘤,可以单独或联合使用。

(7) 前列腺癌内分泌治疗:包括去势治疗和雄激素阻断治疗。其中,去势治疗包括手术去势(切除双侧睾丸)和药物去势(如诺雷德、达菲林等)。去势加抗雄药物最大限度地阻断雄激素的作用即所谓的"全雄阻断"是目前最常用,也是效果最好的内分泌治疗手段。

(8) 试验性前列腺癌局部治疗:包括前列腺癌的冷冻治疗(CSAP)、高能聚焦超声(HIFU)和组织内肿瘤射频消融(RITA)等。和根治性前列腺癌手术和放疗相比较,其对临床局限性前列腺癌的治疗效果如何,还需要更多的长期临床研究以评估和提高。

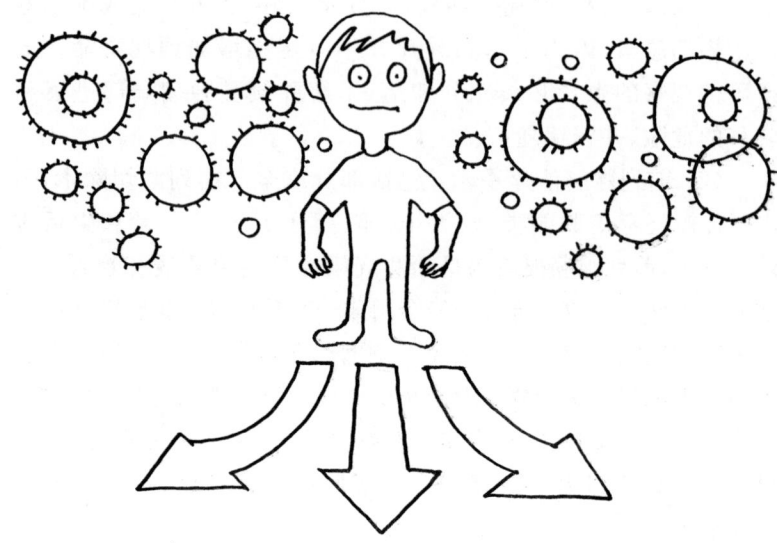

前列腺癌的手术治疗

1. 前列腺癌的治愈性治疗

前列腺癌的治愈性治疗指根治性的前列腺切除术和放射治疗，包括外照射或近距离照射治疗，或者这些治疗方法的联合。前列腺癌根治术，即将整个前列腺连同双侧精囊腺、输精管壶腹段完整切除，是治疗早期前列腺癌的首选方法。前列腺癌的治愈性治疗除了根治性手术外，还有就是根治性放疗。所以，因其他原因，如严重的心肺疾病不能耐受手术等，同样可以通过放疗来达到根治性治疗的目的。放射治疗包括外照射和内照射（放射性粒子植入），是局限期和局部晚期前列腺癌的根治性治疗手段。

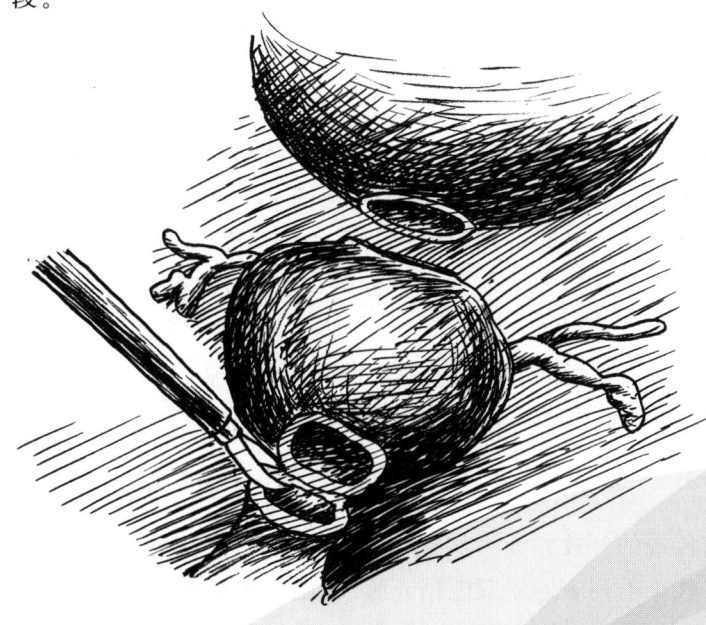

2. 前列腺癌根治术的适应证

通常，人们听到恶性肿瘤的诊断后最关心的是能否通过手术切"干净"。虽然前列腺癌根治术是治疗前列腺癌非常有效的一种方法，它能尽可能彻底地切除肿瘤，使很多早期患者能达到治愈的效果。但是，并不是所有患者都适合做前列腺癌根治术。医生会根据患者的预期寿命和总体健康以及肿瘤的临床分期综合考虑，来判断具体每一名患者是否做根治手术，也就是医生通常所说的手术指征。一般来说，只有符合以下条件，医生才会考虑行前列腺癌根治术。

（1）临床分期：适应于局限前列腺癌，临床分期T1～T2c的患者。对于临床T3期（cT3）的前列腺癌尚有争议，有主张先辅助治疗，后行根治术，可降低切缘阳性率。

（2）预期寿命：预期寿命≥10年者则可选择根治术。尽管手术没有硬性的年龄界限，但应告知患者，70岁以后伴随年龄增长，手术并发症及死亡率将会增加。

（3）健康状况：前列腺癌患者多为高龄男性，手术并发症的发生率与身体状况密切相关。因此，只有身体状况良好，没有严重的心肺疾病的患者才适宜根治术。

（4）PSA或Gleason评分高危患者的处理：对于PSA＞20或Gleason评分＞8的局限性前列腺癌患者，符合上述分期和预期寿命条件的，根治术后可给予其他辅助治疗。

而下述患者是前列腺癌根治术的禁忌证。

（1）患有显著增加手术危险性的疾病，如严重的心血管疾病、肺功能不良等。

（2）患有严重出血倾向或血液凝固性疾病。

（3）已有淋巴结转移或骨转移。

3. 开放性、腹腔镜和机器人前列腺癌根治术

传统的开放式前列腺癌根治术已经有上百年的历史，术中需将整个前列腺连同双侧精囊腺、输精管壶腹段完整切除，然后

将膀胱颈口与尿道直接缝合起来。由于前列腺的特殊解剖位置，前列腺癌根治术的手术难度大，术中、术后可能出现较多的并发症，包括手术中大出血、损伤直肠、手术后尿失禁、排尿困难、性功能障碍等，是公认的泌尿外科专业中最难的手术之一。

随着技术的改进，腹腔镜前列腺癌根治术逐渐受到患者的认可。腹腔镜手术切除的步骤和范围与开放手术完全相同。相对于开放手术，腹腔镜前列腺癌根治术具有损伤小、出血少、恢复快等优点，手术效果完全能媲美甚至优于传统的开放手术，但腹腔镜手术对医生的技术要求更高，需要外科医师熟练掌握各项腔镜操作技巧。

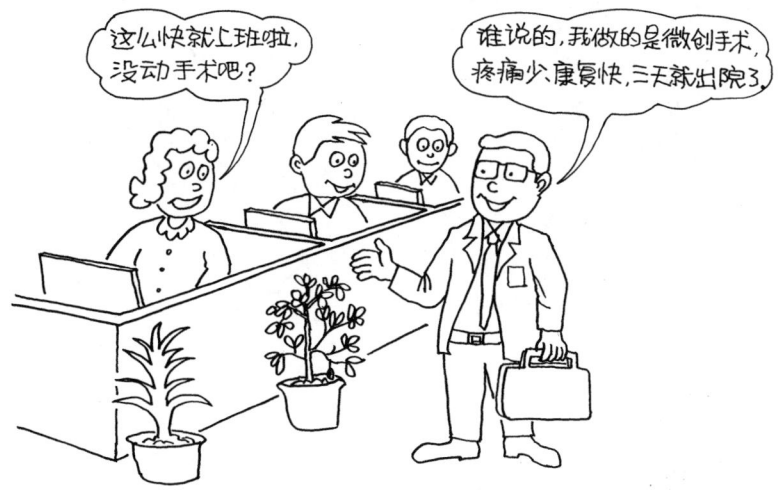

机器人辅助腹腔镜前列腺癌根治术是在腹腔镜操作的基础上，通过多个机器臂控制，将整个前列腺包括肿瘤全部切除。其优点包括三维立体化的视觉空间以及灵敏的手指精确控制机器臂活动，且同时兼有腹腔镜手术创伤小等优点。机器人手术的步骤和范围与开放手术相同，手术效果相似，但其术后并发症及切缘阳性率低。

对于有机会施行前列腺癌根治手术的患者，手术切除无疑是治疗效果最好的选择。具体选择哪种手术方法，开放手术、腹腔镜手术或者机器人手术，结合各个医院的特色和听取医生根据病情提出的可选择治疗方案后,患者可根据自己的自身情况决定。而前列腺根治性放疗有外放射治疗(ERBT)和近距离放射治疗两种,前者由于不良反应较多,限制其广泛应用,后者则有明确的适应证,患者需要和医生多多沟通,了解自己的疾病处于哪个等级,以便选择相应的放疗方案等。

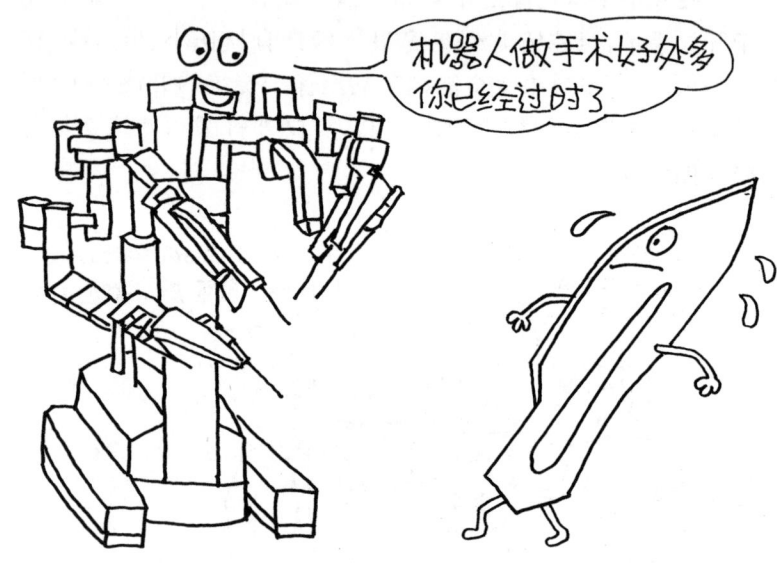

前列腺癌确诊后需立即手术吗

李先生最近很煎熬，2个月前体检发现PSA升高，经过前列腺穿刺活检一周后证实得了前列腺癌，医生告诉他需要进行前列腺癌手术。王先生想既然已经确定是前列腺癌了，那就赶紧住院手术吧，都说不管什么毛病越早治疗就越好，可是医生让他先回家休息几天，并且还要做CT、全身骨扫描等检查。穿刺确诊前列腺癌需要马上手术吗？另外，前列腺癌已经确诊了，还需要做哪些检查呢？

站在患者的立场，得知自己患有前列腺癌，想早治疗、早康复的心理是可以理解的。但是前列腺穿刺活检确诊前列腺癌后不需要立即进行手术切除。研究认为，经直肠穿刺活检6~8周后、经尿道前列腺电切12周后再进行手术更有利。因为前列腺穿刺术后，前列腺及周围组织出血水肿、发生炎症反应，前列腺与周围正常组织出现粘连，若马上手术，会出现解剖层次不清晰，不利于手术中周围组织的分离，导致损伤周围组织或切除不彻底等后果。在穿刺术后6~8周后，炎症、水肿会逐步消退，前列腺周围组织基本恢复正常解剖关系，此时进行手术治疗，能保证手术的质量，增加手术成功率，减少术后并发症。加之前列腺癌属于进展缓慢型肿瘤，这一段时间的等待并不会增加肿瘤进展的机会，更不会延误治疗。还有，对于那些中期前列腺癌（T2、T3a）患者，术前需要进行一定时间的内分泌治疗或化疗，减少肿瘤体积、降低临床分期，从而创造根治手术的条件。

那么手术前除了一些常规的检查外（血尿粪常规、肝肾功能等）还需要进行哪些检查？早期前列腺癌的确诊有赖于前列腺穿刺活检取得病理诊断。CT、MRI 和 ECT 等影像学检查有助于协助医生分析判断肿瘤的临床分期和选择最佳的治疗方案，所以在决定手术方案前，医生一般会要求患者检查全身骨扫描以了解全身骨骼有无肿瘤转移情况，查盆腔 CT 或 MRI 了解前列腺癌局部的侵犯情况及周围淋巴结的转移情况。一系列充分的术前准备是手术成功的关键。

前列腺根治术后 PSA 异常的原因

1. 前列腺癌根治术后 PSA 可能再次升高

一部分患者在前列腺癌根治术后 PSA 仍较高，这说明体内残留有前列腺癌组织，可能的原因有以下两种情况。

（1）在术前肿瘤的临床分期被估低了，导致手术切除不彻底。因为临床上手术前的分期主要依靠 CT、MRI 和 ECT 判断，但是这些影像检查只能大致判断肿瘤的范围，有时候影像上显示是正常的组织其实已经有癌细胞浸润，所以手术时可能将这些组织当做正常组织保留下来。

（2）患者已经有淋巴或远处转移，影像上只有当肿瘤长到一定的大小时才能被发现。有时候癌细胞虽然已经有了远处器官的转移或淋巴结的转移，但是不一定能在 CT 等检查图像上表现出来。对于这部分患者也需采用补救性放疗或内分泌治疗等方法。

2. 前列腺癌根治术后肿瘤可能复发

前列腺癌生化复发，即 PSA 复发，通俗意义上讲就是有前列腺癌复发的可能性。PSA 是术后非常重要的监测肿瘤发展情况的指标之一。理论上讲，前列腺癌行根治性手术后，由于肿瘤细胞被完全清除，体内 PSA 失去了来源，会降至一个非常低甚至接近零的水平。但是如果根治术后复查血清 PSA 连续两次大于等于 0.2 ng/ml 即为生化复发。放疗后 PSA 水平达到最低值后连续 3 次 PSA 增高是根治性放疗后前列腺癌生化复发的标准。研究表明，生化复发并不代表肿瘤复发，只是有复发的可

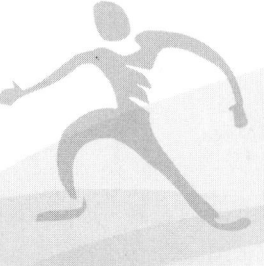

能性，对生化复发患者需进行全面评估，其目的是判断患者是否已发生临床复发，如已临床复发则应判断属局部复发，还是区域淋巴结转移或远处转移。出现生化复发的患者，根据全面评估的结果选择恰当的治疗方案，包括等待观察、补救性放疗和内分泌治疗等方法。

什么是前列腺偶发癌

李先生因夜尿增多、排尿困难去医院做检查,发现有前列腺增生,医生给李先生进行经尿道前列腺切除术解除尿道梗阻。一周后病理发现,在前列腺增生的组织中有癌细胞。这种情况就是临床所说的"偶发癌",一旦确诊为前列腺癌并符合前述根治手术条件者应采取根治术。为减少手术难度和并发症,经尿道前列腺切除术(TURP)者可等待12周后再行根治手术。如果患者已失去根治手术机会,则按照原则进行相应的其他治疗。

但是有部分学者对这部分肿瘤不主张积极治疗,如果PSA及其他检查都正常,而患者年高体弱,可密切随访,甚至有人提出,进行内分泌治疗带来的不良反应可能比肿瘤本身造成的危害更大。对于相对年轻的患者,仍应积极治疗。也有人认为,对于前列腺电切偶然发现的前列腺癌,如果Gleason评分小于4分,无论什么年龄都可不予治疗,仅严密随访。

近距离放射治疗

近距离放射治疗包括腔内照射、组织间照射等,是将放射源密封后直接放入被治疗的组织内或放入人体的天然腔内进行照射。前列腺癌近距离治疗包括短暂插植治疗和永久粒子种植治疗。后者也即放射性粒子的组织间种植治疗,较常用,其目的在于通过三维治疗计划系统的准确定位,将放射性粒子植入前列腺内,提高前列腺的局部剂量,而减少直肠和膀胱的放射剂量。永久粒子种植治疗常用 ^{125} 碘(^{125}I)和 ^{103} 钯(^{103}Pd),半衰期分别为 60 天和 17 天。短暂插植治疗常用 ^{192} 铱(^{192}Ir)。

近距离放射治疗最常见的不良反应包括膀胱出口处梗阻、尿失禁、直肠出血以及阴茎勃起障碍,此外,还有一些患者在治疗后会出现 PSA 缓慢上升。粒子植入治疗会出现放射性直肠炎和放射性尿道炎,在治疗后会出现尿频、尿痛症状。放射性粒子治疗后尿失禁的现象比较少见,直肠的损伤也是比较少见的。放射性种植治疗后勃起障碍通常是在治疗 1 年后才发生。

进行放射性粒子植入治疗后对家人是没有危害的,因为尽管植入的粒子具有放射性,但这种放射性的范围仅 2~4 mm,所以放射性粒子种植治疗后的患者并无放射性,对家人更无放射性危害。粒子发出的放射线绝大多数被前列腺吸收,亲密接触也不会传递放射性。

晚期前列腺癌的治疗方法

王先生83岁了,体检确诊为前列腺癌,并伴有全身骨转移,医生认为王先生不适合做前列腺癌根治术,因为对控制肿瘤的发展没什么意义。建议王先生可以考虑做个小手术,比如切除双侧睾丸或者进行药物治疗,根据复查情况调整治疗方案。王先生就不明白,为什么治疗前列腺癌要切睾丸?那切除睾丸和打针哪个更好?

一般临床上对于75岁以上或者预期寿命少于10年的患者,不建议进行前列腺癌根治术,医生往往会建议晚期前列腺癌患者行双侧睾丸切除术(手术去势),这是因为前列腺癌的生长对雄激素有依赖性,在切除睾丸后前列腺癌细胞在无雄激素的状况下发生凋亡,能抑制肿瘤细胞生长,达到缩小癌肿和缓解症

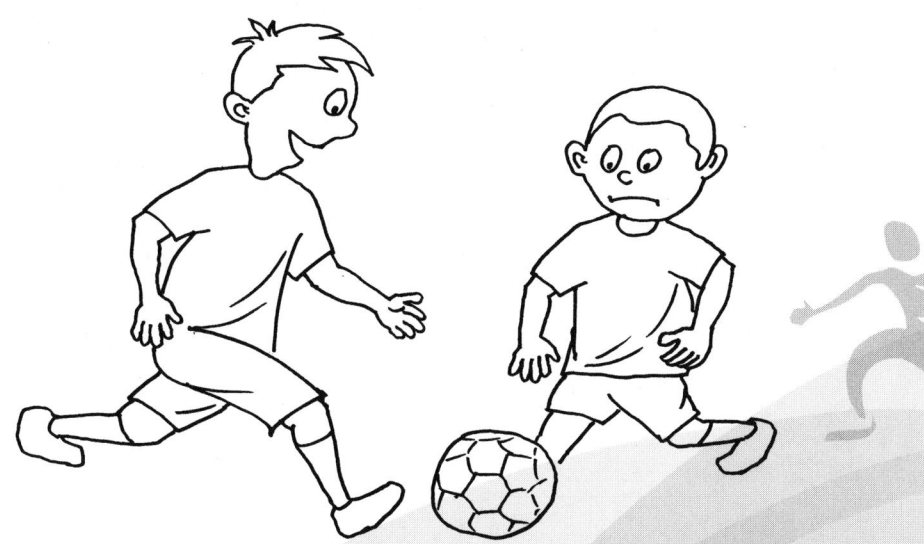

状的目的。睾丸切除术操作简单、创伤小、效果确切、并发症少、费用低廉,均是医生推荐的原因。但睾丸切除会给患者带来心理上的打击,尤其是年轻患者术后会丧失性功能。药物去势,俗称"打针"(如曲普瑞林、戈舍瑞林、亮丙瑞林等黄体生成素释放激素类似物,LHRH-a),可达到手术去势的效果,且对患者的心理及生理影响较小,可长期或间断使用,明显提高患者的生活质量,但药物价格昂贵。而且,初次注射时会出现睾酮一过性升高,在注射当日开始给予抗雄激素药物两周,已有骨转移脊髓压迫的患者应慎用,可选择迅速降低睾酮水平的手术去势。所以根据患者情况选择合适的晚期前列腺癌的治疗方案是很重要的。

前列腺癌的激素治疗

前列腺癌是一种激素依赖性肿瘤，在疾病早期及患者条件许可的条件下可作根除性切除，大部分患者需要药物治疗，这也包括一部分根除手术患者的术前和术后治疗。因此，药物治疗在前列腺癌中占有很重要的地位。

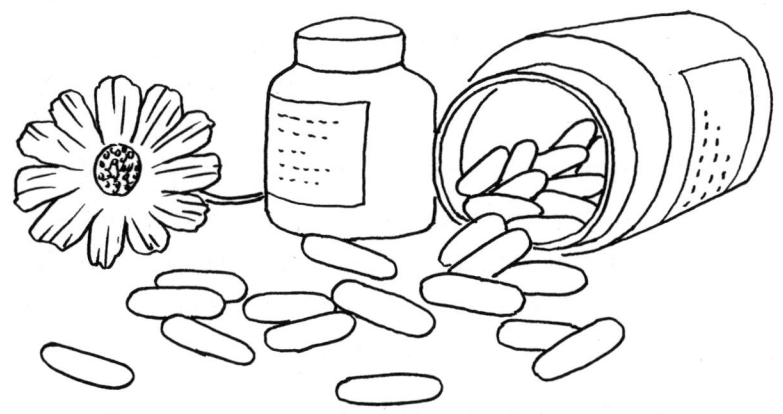

前列腺癌的药物治疗有以下两类。

（1）非甾体类抗雄激素药物（如氟他胺），是目前前列腺癌内分泌治疗最常用的药。以氟他胺为例，单次口服剂量为 250 mg，每天 3 次。该类药物直接影响双氢睾酮变成睾酮，其作用是直接阻止双氢睾丸酮（DHT）与雄激素受体（AR）结合，阻断雄激素对前列腺癌细胞的作用，使肿瘤细胞产生"饥饿"现象，促使肿瘤细胞凋亡。该类药物自身没有激素活性，对心血管无影响，并可保持性功能。这些药物引起的不良反应主要有：男性乳房女性化，乳房触痛，有时候有溢乳；腹泻、恶心、呕吐、食欲增加、失眠和疲劳；肝功能的损害。这些不良反应症状较轻时可在服用药物时间延长时逐渐减退或消失,症状较重可以减少药物剂量而得到改善。如出现严重不良反应需停药,一般情况下,停药后这些症状都可消失。

(2) 促黄体生成素释放激素(LHRH)类似物(如曲普瑞林等),可达到药物去势的效果,一般为缓释剂型,仅需每月肌肉注射一次。应用该药最初 2 周内会引起体内雄激素一过性升高,可导致患者病情短期内加重,故该药使用前必须先使用雄激素受体阻断剂。这类药物的不良反应有:可能出现间质性肺炎(<0.1%),应密切观察患者的状态来决定处理方案;可能出现过敏样症状(<0.1%),故应仔细问诊,用药后密切观察,必要时停药;可能引发或加重糖尿病症状,如果发生这类状况应采取适当的措施,如加用降糖药物;前列腺癌患者中已有报告因使用本品引起脑梗死、静脉血栓症及肺栓塞症。在用这类药物的第一个月,需慎重给药并密切观察,如果有上述症状发生,应给予适当的治疗,甚至停药。

为了发挥药物应有的作用,在服药期间,应全量足额服药,保持体内一定的药物浓度水平,不可随意减少药物服用的剂量。一些研究认为,口服氟他胺治疗 PSA 稳定在 0.02 ng/ml 左右达 3~6 个月后可停用药物,即间歇内分泌治疗。因此,如果符合停药条件就全部停掉,否则必须全剂量服用。

1. 前列腺癌间歇内分泌治疗

(1) 间歇内分泌治疗的优势:对于前列腺癌采取内分泌治疗就是阻断雄激素的生理作用而达到治疗目的。几乎所有采用内分泌治疗的患者,如果生存时间足够长,都会发展到对抗雄激素治疗不敏感阶段。为了保持前列腺癌细胞的激素依赖性,延缓前列腺癌细胞进展到激素不依赖的时间,部分专家建议采用间歇性内分泌治疗方案,即当 PSA≤0.2 ng/ml 时,持续 MAB 方案治疗 3~6 个月后即可停止治疗,当 PSA>4 ng/ml 时开始新一轮治疗,如此循环往复。在雄激素缺如或低水平状态下,能够存活的前列腺癌细胞通过补充雄激素获得抗凋亡潜能而继续生长,从而延长进展到激素非依赖的时间。该方案的优点包括提高患者生活质量,延长患者的生存期,减少药物带来的不良反应,可能延长抗雄治疗有效的时间,降低治疗成本,在停止治疗期间患者可获得性生活等,而对病变进展或生存时间无大的负面影响。

(2) 间歇内分泌治疗的患者选择:间歇内分泌治疗在治疗间歇期病灶会有进展的可能,有可能加速雄激素依赖性向非激素依赖性的发展,并不是所有患者都适合这种方案。它的适应证是:局限前列腺癌,无法行根治性手术或放疗;局部晚期患者(T3~T4期);根治术后病理切缘阳性;根治术或局部放疗后复发者。对于已经发生骨转移的患者及那些高危前列腺癌患者,不适合间歇性治疗。

2. 前列腺癌的二线内分泌治疗

(1) 激素非依赖性前列腺癌和激素难治性前列腺癌:内分泌治疗是目前前列腺癌的主要治疗方法,大多数患者起初都对内分泌治疗有效,但经过中位时间14~30个月后,几乎所有患者病变都将逐渐发展为激素非依赖前列腺癌。在激素非依赖发生的早期,有些患者对二线内分泌治疗仍有效,称为激素非依赖性前列腺癌(AIPC),而对二线内分泌治疗无效,或二线内分泌治疗过程中病变继续发展的则称为激素难治性前列腺癌(HRPC)。界定激素难治性前列腺癌需同时符合以下4个条件:①血清睾酮<50 ng/dl。②间隔2周连续3次PSA升高。③停止内分泌治疗4周以上。④二线内分泌治疗期间PSA仍有进展。

(2) "二线内分泌治疗"的种类:①加用抗雄激素药物:对于采用单一去势(手术或药物)治疗的患者,加用抗雄激素药物,60%~80%的患者PSA下降>50%,平均有效时间为4~6个月。②停用抗雄激素药物:对于采用联合雄激素阻断治疗的患者,推荐停用抗雄激素药物,停用4~6周后,约1/3的患者出现"抗雄激素撤除综合征",PSA下降>50%,平均有效时间4个月。③抗雄激素药物互换：氟他胺与比卡鲁胺相替换，少数患者仍有效。④肾上腺雄激素抑制剂：如酮康唑、氨基苯乙哌啶酮、皮质激素（氢化可的松、强的松、地塞米松）。⑤低剂量的雌激素药物：如雌二醇、甲地孕酮等。

（3）化疗药物在治疗前列腺癌中的作用：在过去很长一段时间内，人们一直认为化疗对前列腺癌不起作用，但随着新的化疗药物的出现，一些药物如多烯紫杉醇、米托蒽醌、雌二醇氮芥等对激素难治性前列腺癌仍有一定作用，且不良反应相对较小，已成为前列腺癌患者可供选择的治疗方案之一。

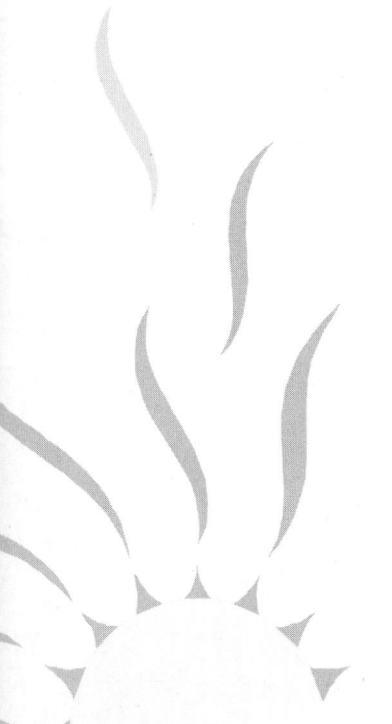

前列腺癌幸存者生存指南

大多数前列腺癌患者治疗后都能长期生存，所以提高前列腺癌幸存者的护理质量，并对其进行明确的特征性描述（积极治疗后的护理期）和满足其独特的需求就具有极其重要的意义。治疗后的一些常识性知识是每个前列腺癌患者都需要了解的，因为这有助于提高患者的生存质量。

1. 前列腺癌治疗常见的长期和迟发反应

临床上常见的几种前列腺癌治疗后，大部分患者多多少少会出现一些不良反应。其中比较常见的不良反应有排尿功能异常和性功能异常，主要见于前列腺癌根治术、化疗、激素治疗后。排尿功能异常常见有压力性尿失禁，即平时咳嗽、喷嚏、大笑等动作使腹压增加，从而导致尿液自尿道外口渗漏。这种情况发生是因为在手术中可能损伤尿道括约肌，患者平时只需要垫尿布来处理，大部分患者经正确的盆底肌训练后可明显缓解，严重者可行尿道黏膜下注射药物或男性吊带手术治疗，但这种治疗效果不太满意。还有的排尿功能异常有尿频、尿急、夜尿多、尿滴沥等，这些症状的出现可能由泌尿系感染引起，一般消炎后即能改善。性功能异常是因为在前列腺底部外侧行走有血管神经束（供应前列腺血管和性神经），在手术损伤这部分结构后，会导致术后一些性功能异常问题，比如阳痿、射精不足、性高潮改变等。

对于那些未进过系统性治疗的前列腺癌患者，即接受积极监测或观察等待的患者，常常会出现应激、焦虑等情绪，从而导致反复活检、PSA监测、直肠指诊等检查。对这些患者需要有正确心理指导,因为前列腺癌进展缓慢,过度的监测,不但增加患者的心理负担,而且会使疾病恶化。

2. 前列腺癌复发监测

对于经前列腺系统治疗后痊愈的患者,复发监测是一项重要工作,可以早期发现肿瘤复发。最新指南推荐:最初 5 年每 6~12 个月监测血 PSA 水平,之后每年复查;将 PSA 升高的幸存者转至初治的专家以进一步随访治疗;每年行直肠指诊,与肿瘤专家协调,避免重复检查。

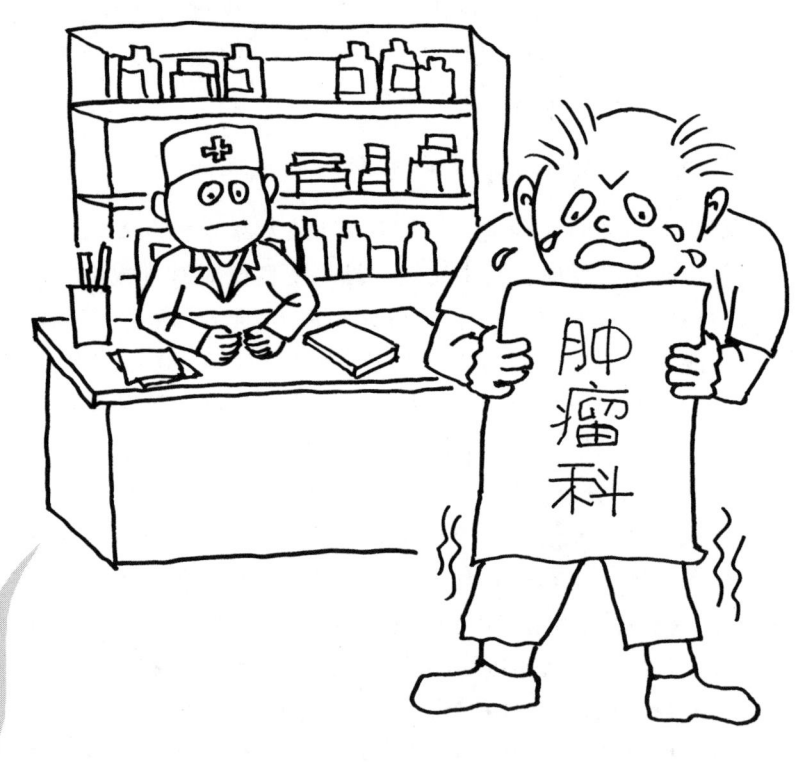

前列腺癌骨转移怎么办

前列腺癌通过血道转移可扩散至全身任一组织或器官,最常见的远处转移部位为骨骼。前列腺癌是最易发生骨转移的恶性肿瘤,超过80%前列腺癌患者会发生骨转移。转移病灶可见于髂骨、椎体、肋骨、颅骨和长骨近端等,大多发生在骨骼中轴线供血丰富的部位。前列腺癌骨转移最常见、也是最早的临床表现是骨骼的疼痛。持续的钝痛,常常影响患者的食欲及日常的生活节奏,以致患者日渐消瘦,痛苦不堪。其次,由于骨头一点一点地被肿瘤细胞"吃掉",转移的骨骼很容易发生病理性骨折,如椎体出现骨折压迫脊髓,严重者可导致瘫痪。对于有骨转移的前列腺癌患者,其治疗目的主要是缓解骨痛、预防和降低骨相

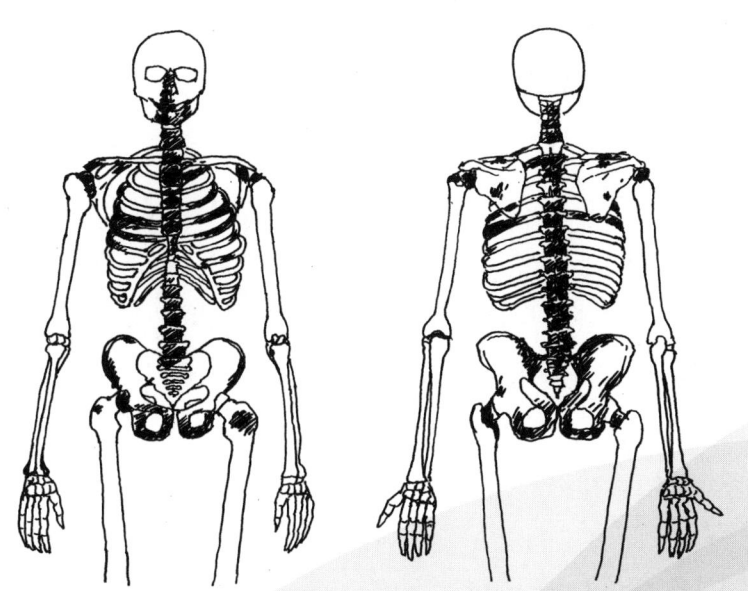

关事件的发生,提高生活质量,提高生存率。骨相关事件包括：①病理性骨折；②脊髓压迫；③为了缓解骨骼疼痛,预防、治疗病理性骨折或脊髓压迫而进行的放疗；④骨骼手术；⑤为了治疗骨痛而改变抗癌方案；⑥恶性肿瘤所致的高钙血症。

目前常用的治疗方案有：①双磷酸盐,持续缓解骨痛,降低骨相关事件的发生率,延缓骨并发症发生的时间。是目前治疗和预防激素非依赖前列腺癌骨转移的首选方法。②放射治疗,体外放射治疗可改善局部和弥漫性骨痛。③镇痛药物治疗。世界卫生组织(WHO)已经制定了疼痛治疗指南,也适用于前列腺癌骨转移患者。镇痛治疗必须符合这一指南,规律服药(以预防疼痛),按阶梯服药：从非阿片类药物至弱阿片类,再至强阿片类药物的逐级上升,还要进行适当的辅助治疗(包括神经抑制剂、放疗、化疗、手术等)。

前列腺癌的随访应注意的问题

1. 前列腺癌治愈性治疗后的随访

治愈性治疗后每 3 个月进行 PSA 或直肠指诊检查,2 年后每 6 个月检测,5 年后每年进行检查;无特殊症状的患者骨扫描与其他影响学检查不推荐作为前列腺癌术后的随访手段。如直肠指诊异常,血清 PSA 持续升高,行骨盆 CT/MRI 以及骨扫描;存在骨痛,不论 PSA 水平如何,都应行骨扫描。放疗后如行补救性根治术者应用经直肠超声和活检。

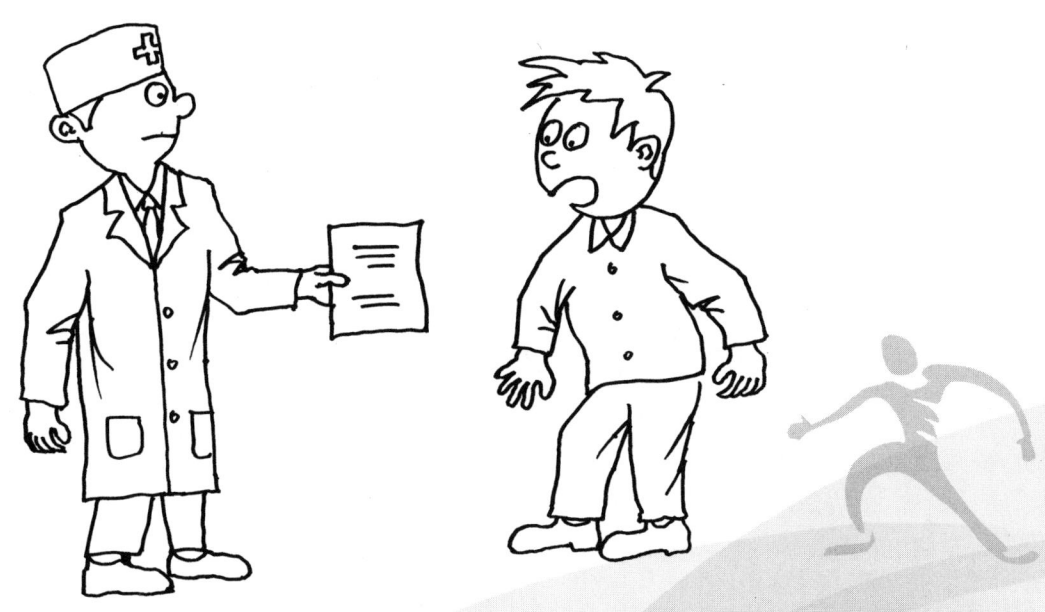

2. 前列腺癌内分泌治疗后的随访

内分泌治疗开始后每3个月进行PSA检查,口服抗雄激素药物应注意复查肝功能情况,在服药的前3个月每月复查1次肝功能,以后每3～6个月复查1次。在内分泌治疗的间歇期,也需严密检测PSA的变化,需每1～3个月复查一次PSA,停药后,PSA往往逐渐升高,当PSA升高超过4 ng/ml则开始新一轮的治疗。当PSA持续升高或者出现骨痛症状,则需行骨扫描。需根据病情行B超或胸片检查。如果患者病情进展较快,则需缩短随访时间。

前列腺癌可防可治，勿需"谈癌色变"

近年来，各种恶性肿瘤的发病率越来越高，目前在群众中"恐癌"心理普遍存在，有些人认为得了恶性肿瘤就等于判了死刑，所以放弃治疗，还有些人焦虑紧张，迫不及待地要求及早治疗，以防它越长越大。但是，对于前列腺癌来说，却不同于其他恶性肿瘤，它的特点之一就是比较"懒"，就是进展比较缓慢。对于前列腺癌患者，只要积极配合医生的治疗方案，也并不是所有的前列腺癌都需要马上治疗，有部分前列腺癌甚至在人体内可长期与你和平共处，不会有任何变化，也不会对人体产生不良影响，只是偶然的因素被发现而作出诊断。这种所谓的潜伏性前列腺癌，很多人不需要积极治疗。那么，哪些前列腺癌会对人体健康造成威胁呢？这要求助于专科医生的帮助，医生会根据患者的预期寿命、癌细胞的分化程度以及全身情况等因素综合判断，最后给患者一个合理化的建议，有些患者可以不用任何治疗，只要定期随访观察就可以了。已经有数据显示，对部分患者进行积极的治疗，无助于延迟疾病的进展，反而给患者带来痛苦，这包括治疗产生的不良反应等因素。

但是，并不是所有的前列腺癌都可以高枕无忧，对于大部分患者，还是需要接受积极系统的治疗，延缓疾病的进展。

得了前列腺癌能活多久？这是每个前列腺癌患者所关心的问题。其实这是跟前列腺癌的分期及肿瘤的恶性程度紧密相连的，与所采用的治疗方法也分不开。

对于早期前列腺癌，如果能够进行前列腺癌根治术，通过手术把体内的癌细胞全部清除，预后还是挺好的。研究显示，如前列腺癌仍局限于前列腺内，没有局部或远处转移，那么术后10年生存率可以高达90%以上，换句话说，早期前列腺可以通过前列腺癌根治术得到根治，短期内不会再对患者的健康构成威胁。但是对于因各种原因不能接受手术的早期患者，根治性放疗也能取得不错的效果。有资料表明，对于局限于前列腺内的肿瘤，放疗后5年和10年的生存率高达80%和65%。因此，对于因为年高体弱不能耐受手术的患者，放疗是个理想的选择。反过来讲，如果已经确诊早期前列腺癌，但是不给予积极治疗，结果就比较差了。国外的资料显示，虽然发现较早，但不积极治疗，10年内绝大多数患者会死于前列腺癌。

我国的前列腺癌患者，确诊时大多数已属于中晚期，已经失去了根治性切除的机会，那么，对于中晚期患者，预后怎么样呢？因为前列腺癌是依赖雄激素的，因此，这部分患者仍然可通过内分泌治疗获得疾病的控制。内分泌治疗可在很大程度上改善前列腺癌患者预后。根据资料统计，接受内分泌治疗的患者，5年

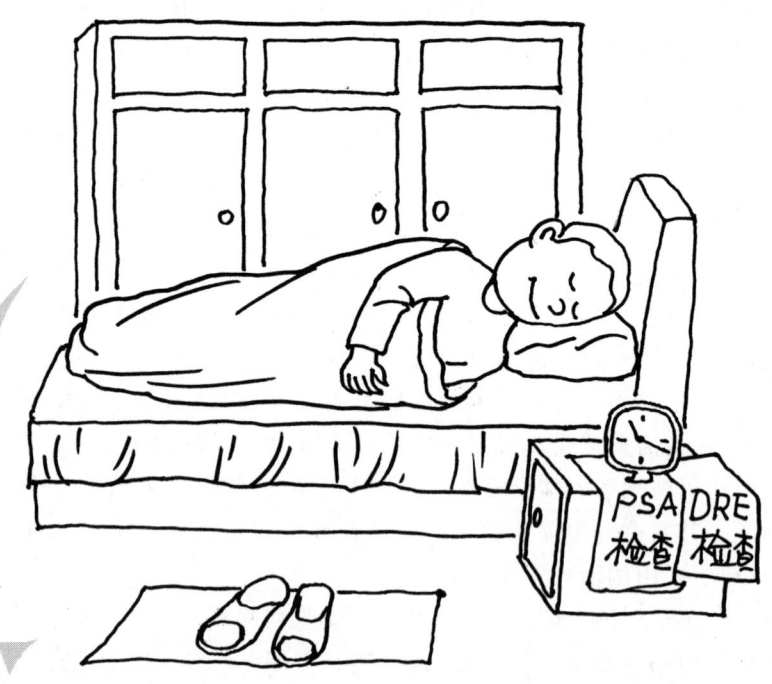

生存率可达60%，但是，内分泌治疗个体差异很大，不是所有人都敏感，即使敏感，每个人有效的时间也不一样。我们临床遇到的前列腺癌患者接受内分泌治疗存活最长的一位已达21年，但是，也有患者经过3个月内分泌治疗就已无效，疾病快速进展。对于中晚期前列腺癌不积极治疗的预后资料很少，仅少数资料报道，5年生存率低于15%。

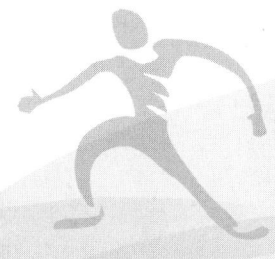

如何预防前列腺癌

前列腺癌在我国的发病率逐年增加,且年轻化趋势越来越明显,作为男性常见的恶性肿瘤,其治愈难度大,对患者造成极大痛苦,那么男性应如何预防前列腺癌的发生呢?

尽管目前肿瘤研究取得了很大进展,比如发现了大量与肿瘤有关的基因;还弄清楚了这些基因的分子排列顺序和在染色体上的具体位置;还发现不少具有促进或抑制肿瘤发展的因子(肿瘤生长因子、血管生长因子、肿瘤坏死因子等),开发出了一些针对分子靶点的特异药物;也明确了一些与肿瘤发生有关的因素,如黄曲霉素与肝癌有关,吸烟与肺癌和膀胱癌有关,男性激素与前列腺癌有关。但是,肿瘤的发生和发展是极为复杂的过程,涉及内在遗传、外在影响因素以及内外因素的相互作用等许多环节,对于肿瘤发生的确切原因、过程和机制还远远没有弄清楚,所以对于肿瘤的预防,目前尚无切实有效的具体措施。对于前列腺癌的诱发因素,除了种族、遗传等因素人们无能为力外,可以通过建立科学的饮食习惯和健康的生活方式来尽量减少罹患前列腺癌的概率。

1. 维生素和微量元素摄入

维生素 E 是一种有效的抗氧化剂。在动物实验中,维生素 E 可抑制高脂饮食对前列腺肿瘤的促生长作用。硒是人体生命中不可缺少的微量元素,能阻止过氧化物和自由基的形成,从而抑制多种癌症的发生。国外研究发现,高水平的硒、γ-维生素 E、α-维生素 E 可减少前列腺癌的发病风险;血浆 γ-维生素 E 含量最高的男性与含量最低的男性相比,后者前列腺癌罹患率是前者的 5 倍。另外，食物中的维生素 A 有多种形式，其中 β-胡萝卜素、番茄红素与前列腺癌的关联研究最多。研究证实 β-胡萝卜素摄入量较低者患前列腺癌的危险性增高。美国最新流行病学调查发现，经常食用番茄制品可降低患前列腺癌的危险性。还有大量研究表明，提高血浆维生素 D 代谢物也可大大降低前列腺癌的危险性。因此，增加食物中维生素 D 和胡萝卜素等的摄入，适当增加坚果类摄入以增加硒等微量元素的摄入对预防前列腺癌是不错的选择。

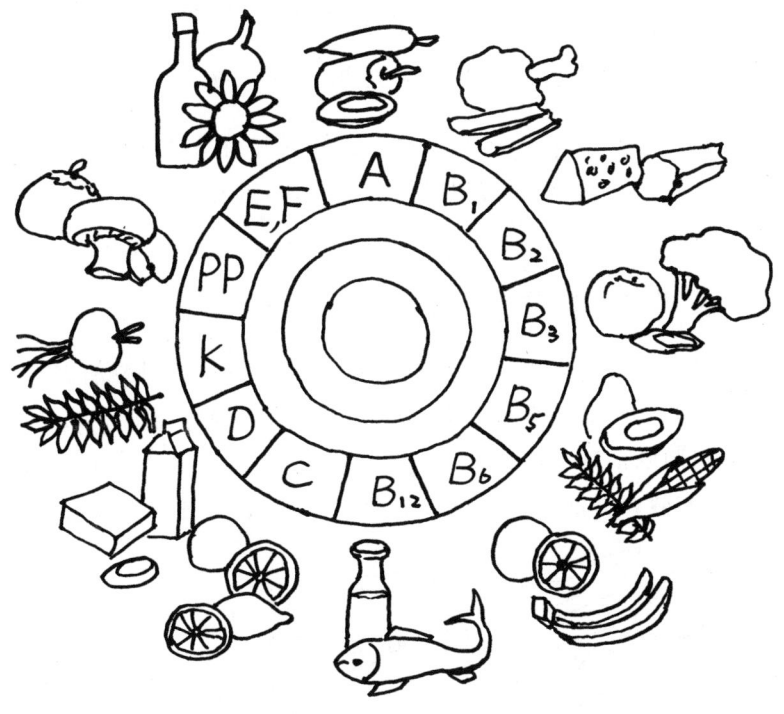

2. 低脂饮食

在诸多诱发前列腺癌的危险因素中，最具意义的是饮食因素。高热量饮食可引致一系列的健康问题，如肥胖、糖尿病和高胆固醇血症，并因此影响到以睾酮为代表的雄激素水平的高低。

低脂饮食是降低前列腺癌发生危险性的积极的干预措施。

据全球统计,前列腺癌的发生率西方国家明显高于东方国家。其原因可能跟饮食结构有关,因为西方国家饮食纤维少、脂肪多,而我们东方国家膳食纤维摄入多、脂肪少。许多研究表明,过多的脂肪摄入是前列腺癌发病的关键所在,因为脂肪成分过多,人体内脂肪中的胆固醇即转化成雄激素,尤其是转化成睾酮的比例骤然增加,而前列腺癌的发病恰恰与雄激素量的增加密切相关。所以适当地减少红肉的摄入,多摄入白肉,对前列腺癌的预防是有一定帮助的。另外,植物雌激素的摄入也能降低前列腺癌的发生率,比如大豆、谷类、水果和蔬菜等的植物雌激素。

3. 适量的运动可降低前列腺癌的风险

对于中老年男性来说,根据个人情况保持适度的性生活,经常参加户外活动等,保持积极的生活方式,可有效降低前列腺癌的发病率。

4. 药物预防前列腺癌

前列腺癌是激素依赖性的肿瘤,雄激素在前列腺癌的发病过程中起着十分重要的作用,太监没有前列腺癌就是明证。保列治可阻断前列腺组织内睾酮向活性更高的双氢睾酮转变,因此,可有效减低前列腺内双氢睾酮的含量,而双氢睾酮是前列腺

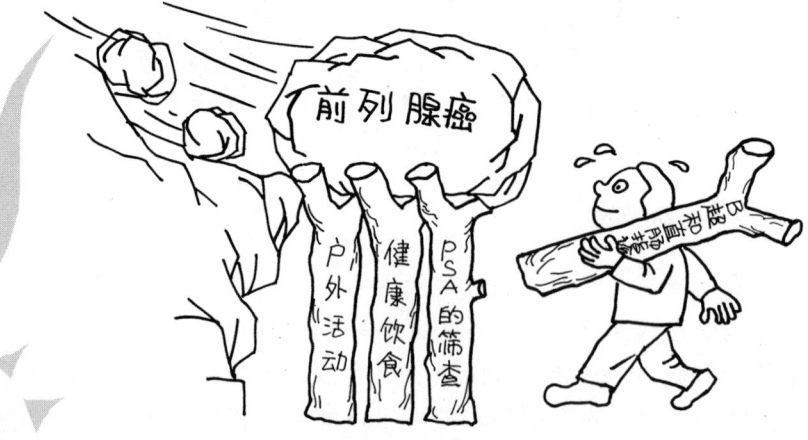

生长必须依赖的激素,因此,保列治可抑制前列腺细胞的生长,有资料证实,保列治在某种程度上有预防前列腺癌的作用。

5. 积极做好前列腺癌筛查

另外,通过PSA的筛查以及直肠指诊和超声检查,提高早期前列腺癌的检出率,是更为重要的方法,做到早发现、早诊断、早治疗,因为早期发现的肿瘤,治愈的概率远大于晚期肿瘤。